#philosophieorientiert

Reihe herausgegeben von
Thomas Grundmann
Köln, Deutschland

Wissenschaftlicher Beitrat
Susanne Boshammer
Osnabrück, Deutschland

Anne Burkard
Köln, Deutschland

Sascha Benjamin Fink
Magdeburg, Deutschland

Frank Hofmann
Esch-Sur-Alzette, Luxembourg

Mari Mikkola
Oxford, UK

Tobias Rosefeldt
Berlin, Deutschland

Michael Schefzcyk
Karlsruhe, Deutschland

Christine Tiefensee
Frankfurt am Main, Deutschland

Sven Walter
Osnabrück, Deutschland

Torsten Wilholt
Hannover, Deutschland

In der Politik, in der Gesellschaft aber auch im Alltäglichen haben wir es immer wieder mit grundsätzlichen Fragen danach zu tun, was man tun soll, was man glauben darf oder wie man sich orientieren sollte. Also etwa: Dürfen wir beim Sterben helfen?, Können wir unseren Gefühlen trauen?, Wie wichtig ist die Wahrheit? oder Wie viele Flüchtlinge sollten wir aufnehmen? Solche Fragen lassen sich nicht allein mit Verweis auf empirische Daten beantworten. Aber sind die Antworten deshalb bloße Ansichtssache oder eine reine Frage der Weltanschauung? In dieser Reihe zeigen namhafte Philosophinnen und Philosophen, dass sich Antworten auf alle diese Fragen durch gute Argumente begründen und verteidigen lassen. Für jeden verständlich, ohne Vorwissen nachvollziehbar und klar positioniert. Die Autorinnen und Autoren bieten eine nachhaltige Orientierung in grundsätzlichen und aktuellen Fragen, die uns alle angehen.

Bisher erschienene Bände:

Jens Kipper, Künstliche Intelligenz – Fluch oder Segen? | Friederike Schmitz, Tiere essen – dürfen wir das? | Bettina Schöne-Seifert, Beim Sterben helfen – dürfen wir das? | Hilkje Charlotte Hänel, Sex und Moral – passt das zusammen? | Dominik Balg, Toleranz – was müssen wir aushalten? | Johannes Giesinger, Wahlrecht – auch für Kinder? | Jan-Hendrik Heinrichs & Markus Rüther, Technologische Selbstoptimierung – wie weit dürfen wir gehen? | Tim Henning, Die Zukunft der Menschheit – soll es uns weiter geben?

http://www.springer.com/series/16099

Peter Schaber

Organspende – Geschenk oder moralische Pflicht?

J.B. METZLER

Peter Schaber
Ethik-Zentrum
Universität Zürich
Zürich, Schweiz

ISSN 2524-468X   ISSN 2524-4698   (electronic)
#philosophieorientiert
ISBN 978-3-662-65537-5   ISBN 978-3-662-65538-2   (eBook)
https://doi.org/10.1007/978-3-662-65538-2

Die Deutsche Nationalbibliothek verzeichnet diese Publikation in der Deutschen
Nationalbibliografie; detaillierte bibliografische Daten sind im Internet über http://
dnb.d-nb.de abrufbar.

Planung/Lektorat: Franziska Remeika
J.B. Metzler ist ein Imprint der eingetragenen Gesellschaft Springer-Verlag GmbH,
DE und ist ein Teil von Springer Nature.
Die Anschrift der Gesellschaft ist: Heidelberger Platz 3, 14197 Berlin, Germany

Inhaltsverzeichnis

1

Einführung*

Die 36-jährige Sabrina hat vor ein paar Jahren bereits zum zweiten Mal eine neue Leber bekommen, die erste wurde ihr vor 24 Jahren transplantiert (Der Beobachter 2019). Sie leidet an einer seltenen Erbkrankheit, die zu Leberzirrhose führt. Sehr früh in ihrem Leben musste sie auf Alarmzeichen wie beispielsweise dunklen Urin oder gelbliche Haut achten. Ohne die Leberspende wäre sie heute nicht mehr am Leben. Auch der 48-jährige Urs hätte ohne das neue Herz, das er vor 8 Jahren erhielt, nicht überlebt. Das Leben der beiden wurde durch die Transplantation verlängert, und es hat sich zugleich infolge der Transplantation entscheidend verändert. Sabrina ist wie alle

* Für hilfreiche Gespräche zum Thema möchte ich Holger Baumann und Anna Goppel und für kritische Anmerkungen, Ratschläge und Lektoratshinweise Thomas Grundmann und Franziska Remeika vom Verlag J.B. Metzler herzlich danken. Ganz besonderer Dank gebührt Susanne Boshammer für die kritischen Rückfragen, die wertvollen Hinweise und die unzähligen Verbesserungsvorschläge.

© Der/die Autor(en), exklusiv lizenziert an Springer-Verlag GmbH, DE, ein Teil von Springer Nature 2022
P. Schaber, *Organspende – Geschenk oder moralische Pflicht?*, #philosophieorientiert, https://doi.org/10.1007/978-3-662-65538-2_1

1

Transplantierten lebenslang auf die regelmäßige Einnahme von sogenannten Immunsuppressiva angewiesen, das sind Medikamente, die eine Abstoßungsreaktion verhindern und gleichzeitig ihr Abwehrsystem schwächen. Durch die Operation ist sie wieder in der Lage, halbtags als Sekretärin zu arbeiten, und fühlt sich – anders als früher – nicht mehr so müde und antriebslos. Auch das Leben von Urs ist seit der erfolgreichen Organtransplantation nicht mehr dasselbe:

> „Der alte Urs liebte gutes Essen, schwere Weine und das Risiko. Der neue Urs desinfiziert sich mindestens 20-mal pro Tag die Hände, trägt immer einen Notvorrat an Medikamenten auf sich, achtet penibel auf abgepackte Lebensmittel. Er meidet rohes Fleisch, rohe Eier, rohen Fisch und trinkt kaum mehr Alkohol" (Der Beobachter 2019).

Längst nicht jede Person, die auf ein Organ angewiesen ist, kann davon ausgehen, zur rechten Zeit eines zu erhalten. 2020 sind in Deutschland 767 Menschen an Organversagen gestorben, während sie auf der Warteliste für ein Organ standen (Deutscher Ethikrat 2015, 17). Vermutlich hätte eine Transplantation vielen von ihnen das Leben gerettet. Sabrina und Urs haben überlebt, weil anonyme Spender*innen ihnen geholfen haben. Deren Intention war es nicht, ausgerechnet Sabrina oder Urs zu helfen. Sie wollten irgendeiner Person helfen, keiner bestimmten. Dieses Anliegen, schwer kranken Menschen mit einer postmortalen Organspende das Leben zu retten, teilen viele Menschen. Wie eine repräsentative Umfrage aus dem Jahr 2013 zeigt, steht die große Mehrheit der deutschen Bevölkerung der Organspende erklärtermaßen positiv gegenüber. 94 % der Befragten waren der Meinung, dass Organspende Lebensrettung bedeute, und 81 % stimmten der Aussage zu, dass es sich dabei um eine Möglichkeit handle, anderen ein Geschenk zu machen (Deutscher Ethikrat 2015, 142). Allerdings sind längst nicht alle, die diese Einstellung zur postmortalen Organspende haben, auch tatsächlich selbst bereit, ihre Organe nach ihrem Tod zu spenden. Gleichwohl legen die positiven Einschätzungen den Schluss nahe, dass auch sie der Meinung sind, es sei gut oder lobenswert, wenn Menschen das tun. Man könnte sagen, dass Organspende so etwas wie ein Akt der Nächstenliebe ist: Wer seine Organe spendet, tut etwas Gutes, ohne dass wir Menschen vorwerfen oder sie dafür kritisieren würden, wenn sie es nicht tun. Dem steht die Auffassung gegenüber, dass die Organspende nicht bloß etwas Gutes oder Lobenswertes ist, sondern vielmehr etwas, wozu wir verpflichtet sind. Demnach ist es nicht nur nett oder besonders großzügig, anderen Menschen durch eine Organspende das Leben (vorerst) zu retten. Es ist stattdessen unsere moralische Pflicht und damit etwas, was wir tun *sollen.* Das heißt zugleich: Wer es nicht tut (obwohl er oder sie es tun könnte), kann dafür zu Recht moralisch kritisiert werden. Stimmt das? Sind wir tatsächlich zur Organspende verpflichtet?

Damit sind wir bei den ethischen Fragen, mit denen uns die Organspende konfrontiert. Die Frage, was wir Menschen, die auf ein Organ angewiesen sind, schulden, und ob wir zur Organspende moralisch verpflichtet sind, ist hier zentral, doch es ist nicht die einzige Frage, die sich stellt. Zu klären ist darüber hinaus, welche Voraussetzungen aus ethischer Sicht erfüllt sein müssen, um einer Person postmortal Organe entnehmen zu dürfen, und auch diesbezüglich gibt es unterschiedliche Positionen: Einige votieren für eine Zustimmungslösung, der zufolge Organe postmortal nur entnommen werden dürfen, wenn die betroffenen Personen zu Lebzeiten einer Organentnahme – frei und informiert – zugestimmt haben. Andere

befürworten stattdessen die sogenannte Widerspruchslösung. Demnach ist es für die Legitimität der Organentnahme bereits ausreichend, wenn die betroffene Person
sich zu Lebzeiten *nicht klar dagegen* ausgesprochen hat.
Nicht nur unter Ethiker*innen ist umstritten, welche
dieser Lösungen vorzuziehen ist. Hier einige Zahlen zu
Organspenden, die für Transplantationen verwendet
wurden. 2021 wurden in Deutschland insgesamt 3503
Organtransplantationen vorgenommen (1992 Nieren-,
329 Herz-, 283 Lungen-, 834 Leber-, 65 Pankreas- und 5
Darmtransplantationen). 475 Nieren- und 54 Lebertrans-
plantationen gingen auf Lebendspenden zurück (Deutsche
Stiftung Organtransplantation). In Österreich wurden
2020 672 Organtransplantationen durchgeführt (335
Nieren-, 59 Herz-, 100 Lungen-, 158 Leber-, 20 Pankreas-
transplantationen). 44 der Nierentransplantationen gingen
auf Lebendspenden zurück (österreich.gv.at). Dabei war
der prozentuale Anteil der Menschen, denen Organe entnommen wurden, in Österreich, wo die Organentnahme
nach der Widerspruchslösung geregelt wird, fast doppelt
so hoch wie in Deutschland, wo bei der Organentnahme
die Zustimmungslösung gilt (s. Kap. 4).

Mit Blick auf die ethischen Fragen kommt ein weiteres
Problemfeld hinzu: In der Praxis werden üblicherweise
auch die Angehörigen der spendewilligen Personen in
den Entscheidungsfindungsprozess miteinbezogen. Aus
ethischer Sicht ist jedoch bisher weitgehend ungeklärt,
welche Rolle und welche Autorität den Angehörigen
in diesem Zusammenhang zukommt und aus welchen
Gründen. Dürfen sie ihre eigenen Wünsche geltend
machen oder sollten sie ausschließlich dafür sorgen, dass
der – explizite oder mutmaßliche – Wille der verstorbenen
Person umgesetzt wird?

Diese ethisch strittigen Fragen stellen sich im
Zusammenhang der postmortalen Organspende. Doch

auch die Organspende zu Lebzeiten verdient eine ethische Betrachtung, nicht nur, weil keineswegs klar ist, unter welchen Bedingungen solche sogenannten Lebendspenden zulässig sind. Unumstritten ist dabei, dass die Lebendorganspende nur zulässig sein kann, wenn in sie freiwillig und informiert eingewilligt wird. Dabei muss geklärt werden, welche Bedingungen erfüllt sein müssen, damit die Einwilligung in eine Organspende als freiwillig und informiert gelten kann. Zudem sind Freiwilligkeit und Informiertheit nach Ansicht vieler an der Debatte Beteiligten nicht die einzigen Bedingungen, die erfüllt sein müssen, soll die Lebendorganspende zulässig sein. So schreibt etwa das deutsche Transplantationsgesetz zusätzlich vor, dass zum einen das Risiko, das die Spenderin eingeht, nicht über das übliche Operationsrisiko hinausgehen darf. Ist es erwartbar höher, darf die Organentnahme demnach nicht durchgeführt werden. Zum anderen formuliert das Gesetz als weitere Bedingung, dass nur Lebendorganspenden zugunsten von Verlobten oder Ehepartnern, Verwandten ersten oder zweiten Grades und „andere dem Spender in besonderer persönlicher und sittlicher Verbundenheit offenkundig nahestehende Personen" (Walter 1990, 183) erlaubt sein können. Ob diese gesetzlich vorgeschriebenen Bedingungen auch aus ethischer Sicht erfüllt sein müssen – ob also nicht nur die juristische Erlaubtheit, sondern auch die moralische Zulässigkeit der Lebendspende davon abhängt – ist eine offene Frage. In anderen Fällen scheint das viel klarer zu sein: So ist es juristisch erlaubt, seinen Partner zu betrügen, moralisch aber nicht. Wann ist eine Lebendorganspende also moralisch erlaubt? Das ist die zentrale Frage, um die es bei der Diskussion der Lebendspende gehen wird.

Damit ist das Programm des vorliegenden Buches skizziert: Im Folgenden wird *erstens* die Frage behandelt, ob wir moralisch dazu verpflichtet sind, unsere Organe postmortal zur Verfügung zu stellen (Kap. 2 und 3). Daran anschließend werde ich diskutieren, wie die postmortale Organspende aus ethischer Sicht geregelt werden soll (Kap. 4). Im fünften Kapitel wird es um die Frage gehen, welche Rolle die Angehörigen spielen sollen. Das sechste Kapitel beschäftigt sich abschließend mit der ethischen Problematik der Lebendorganspende.

Bevor wir uns den ethischen Fragen zuwenden können, die sich im Zusammenhang der Organspende stellen, ist jedoch vorab zu klären, wie eine Organspende durchgeführt wird und welche Rolle dabei der Hirntod als Todeskriterium spielt.

1.1   Die Organentnahme

Organe werden, kurz gesagt, entnommen, um sie Menschen transplantieren zu können, die an schweren Erkrankungen leiden. Die erste erfolgreiche Transplantation, eine Nierentransplantation, fand 1954 statt. 1967 wurde von Christiaan Barnard das erste Herz transplantiert. Zu Beginn schienen die Abstoßungsreaktionen nicht beherrschbar zu sein. Unter Abstoßungsreaktionen versteht man eine Reaktion des Körpers, bei der das Immunsystem nach einer Transplantation das körperfremde Organ erkennt und angreift, was bis zur völligen Zerstörung des Organs führen kann. Die Einführung des Immunsuppressivums Cyclosporin A ließ die Überlebensraten nach Transplantationen aber steigen. Inzwischen ist die Organtransplantation nach einer postmortalen Organspende in den Industrienationen Teil der medizinischen Standardpraxis. So sind beispielsweise allein in Deutschland zwischen 1963 und 2012 116.500 Organe transplantiert worden (Deutscher Ethikrat 2015, 15). Hier regelt das seit 1997 geltende Transplantationsgesetz die Organtransplantation. Dieses Gesetz formuliert zwei Bedingungen für eine postmortale Organentnahme: Sie ist nur erlaubt, wenn (a) der Tod der betroffen Person einwandfrei festgestellt wurde und sie (b) zu Lebzeiten in die Organentnahme freiwillig eingewilligt hat. Als tot gilt eine Person nach Auffassung des Gesetzgebers in Deutschland und vielen anderen Ländern genau dann, wenn die Funktionen aller Gehirnteile irreversibel ausfallen. Dieser Zustand wird als sogenannter ‚Hirntod' bezeichnet. Für hirntot kann eine Person dabei erst dann erklärt werden, wenn der Ausfall aller Gehirnfunktionen festgestellt und dessen Irreversibilität nachgewiesen worden ist. Im Anschluss an die Feststellung des Hirntodes werden organerhaltende Maßnahmen eingeleitet. Unter anderem wird die Person künstlich beatmet, „um die für die Herztätigkeit und Durchblutung der Organe erforderliche Sauerstoffzufuhr zu gewährleisten" (Deutscher Ethikrat 2015, 26). In diesem Zustand werden der Person dann die Organe entnommen, sofern sie zu Lebzeiten darin eingewilligt hat.

Die Praxis der postmortalen Organentnahme wirft verschiedene ethische Fragen auf. Es ist zum einen unklar, ob das Hirntodkriterium das angemessene Todeskriterium ist. Verschiedene Autor*innen bestreiten das. Es ist gleichzeitig auch unklar, ob das Todeskriterium für die Frage der Zulässigkeit der Organentnahme eine Rolle spielt. So argumentieren einige, dass eine Organentnahme dann zulässig ist, wenn der betroffen Person keinen Schaden mehr zugefügt wird (was damit genau gemeint ist, werde ich in Abschn. 2.3. ausführen). Schließlich stellt sich auch die Frage, ob eine Einwilligung zu Lebzeiten für eine Organentnahme erforderlich ist, oder ob es reicht, dass die Person sich nicht dagegen ausgesprochen hat. Es geht dabei im Kern darum, ob die Organentnahme eine einwilligungspflichtige Handlung ist oder eine Handlung, die solange erlaubt ist, als ihr nicht widersprochen wird. Das ist die zentrale Frage in der Debatte um die Zustimmungs- und Widerspruchslösung.

1.2   Das Hirntodkriterium

Betrachten wir zuerst das Todeskriterium. Das sog. *Hirntodkriterium,* wonach eine Person tot ist, wenn der Ausfall der Gehirnfunktionen nicht mehr behebbar ist, geht auf einen Bericht der Ad-Hoc-Kommission der „Harvard Medical School" aus dem Jahr 1968 zurück (vgl. Beecher et al. 1968). Wie der Titel des Berichts, „Eine Definition des irreversiblen Komas", deutlich macht, ging es der Kommission damals zunächst um die Klärung der Frage, was die zentralen Merkmale eines irreversiblen Komas sind. Der Bericht macht ein irreversibles Koma am endgültigen Ausfall aller Gehirnfunktionen fest und zieht daraus dann Konsequenzen für eine rechtliche Definition des Todes:

> „Wir schlagen in diesem Bericht [...] ein neues Kriterium zur Feststellung des Todes vor, wonach jemand genau dann tot ist, wenn er in Folge einer Hirnverletzung in ein irreversibles Koma fällt" (Beecher et al. 1968, 117; Übers. PS).

Obwohl das Hirntodkriterium sich im medizinischen Alltag in so gut wie allen Ländern als Todeskriterium durchgesetzt hat, wird ihm von verschiedener Seite mit teils erheblicher Skepsis begegnet. So hat schon kurz nach der Veröffentlichung des Berichts der deutsch-amerikanische Philosoph Hans Jonas das Hirntodkriterium kritisiert (Jonas 1985). Er vertrat die Ansicht, das Hirntodkriterium sei zweckdienlich mit Blick auf die Bedürfnisse der Transplantationsmedizin zum Todeskriterium erklärt worden. Sachlich rechtfertigen ließe sich diese Bestimmung des Todes aber nicht. Er schreibt:

> „Die Grenzlinie zwischen Leben und Tod ist nicht mit Sicherheit bekannt, und eine Definition kann Wissen nicht ersetzen. Der Verdacht ist nicht grundlos, dass der künstlich unterstützte Zustand des komatösen Patienten immer noch ein Restzustand von Leben ist" (Jonas 1985, 233).

Auch eine Minderheit des Deutschen Ethikrates argumentiert, dass das Hirntodkriterium problematisch ist, da der Organismus auch nach Ausfall der Gehirnfunktionen über Funktionen verfüge, die für ihn als Ganzes integrierend wirken (Deutscher Ethikrat 2015, 86). Dieser Auffassung zufolge lässt es sich kaum rechtfertigen, einen irreversibel komatösen, aber nicht hirntoten Patienten, der mit einem künstlichen Herzschrittmacher spontan atmet, für lebendig, einen ebenfalls irreversibel komatösen Patienten, dessen Herz dank künstlicher Beatmung selbständig schlägt, hingegen für tot zu erklären (Deutscher Ethikrat 2015, 92). Der eine atmet spontan – mit einem Herzschrittmacher – der andere atmet – nicht spontan – mit einem Beatmungsgerät, dafür schlägt sein Herz aber ohne Schrittmacher.

> „Mit der bloßen Behauptung einer exzeptionellen Relevanz oder Zentralität zerebraler Funktionen lässt sich darauf jedenfalls keine hinreichende Antwort geben" (Deutscher Ethikrat 2015, 92).

Im Deutschen Ethikrat ist das eine Minderheitsposition. Die Mehrheit des Ethikrates akzeptiert den Hirntod als Todeskriterium und sieht im Ausfall aller Gehirnfunktionen des Menschen ein sicheres Zeichen für

seinen Tod. Ihrer Ansicht nach eignet sich das Hirntodkriterium auch als Todeskriterium (vgl. Deutscher
Ethikrat 2015, 72–83). Auf den ganzen Organismus
zielende Integrationsleistungen seien nämlich unter
diesen Bedingungen nicht mehr möglich. Das Organ,
das die unterschiedlichen Organfunktionen koordinieren
würde, würde nicht mehr existieren. Zudem komme dem
Gehirn eine „notwendige Rolle […] als Quelle subjektiven
Erlebens und mentaler Vorgänge" (Deutscher Ethikrat
2015, 83) zu. Beides ist nicht mehr möglich, sobald die
Person hirntot ist.

Der Streit um die Frage, ob das Hirntodkriterium ein
angemessenes Todeskriterium ist, ist nicht leicht zu entscheiden. Es ist nicht klar, ob ein Organismus tot ist,
wenn das Herz – wie das bei hirntoten Menschen der Fall
ist – noch schlägt und die Person noch atmet, auch wenn
diese Funktionen künstlich aufrechterhalten werden. Ist
die Person unter solchen Bedingungen noch am Leben
und erst dann tot, wenn alle biologischen Funktionen zum
vollständigen Stillstand kommen? Man kann hier sagen:
Die mentale Existenz einer Person, die durch Wünsche,
Gefühle, Gedanken, ein Sich-Anfühlen charakterisiert ist,
ist an ihr Ende gekommen. Aber ist auch der Mensch als
Organismus dann tot? Und: Was, wenn nicht? Kann er
dennoch für tot erklärt werden, so dass es zulässig wäre,
ihm Organe zu entnehmen? Es stellen sich hier zwei voneinander unabhängige Fragen: (a) Ist jemand tot, der
hirntot ist? und (b) Was muss der Fall sein, damit eine
Organentnahme erlaubt ist? Muss dazu der Mensch als
Organismus tot sein? Oder reicht es, wenn seine mentale
Existenz an ein irreversibles Ende gelangt ist?

1.3 Das irreversible Ende der mentalen Existenz

Verschiedene Autor*innen vertreten die sog. „dead donor rule", wonach eine Organentnahme moralisch nur dann zulässig sein kann, wenn die Person tot ist. Das wird als eine notwendige Bedingung der Zulässigkeit einer Organentnahme verstanden. Wer sich dieser Auffassung anschließt, aber das Hirntodkriterium nicht für ein geeignetes Todeskriterium hält bzw. hirntote Personen nicht für tot hält, muss die Organentnahme bei Hirntoten für unzulässig halten. Die Bedingung, dass Organe nur toten Personen entnommen werden dürfen, wird als sogenannte „dead donor rule" bezeichnet und ist umstritten. Nach Ansicht ihrer Befürworter*innen muss ein Mensch tot sein, um ihm Organe zu entnehmen. Nach Auffassung der Gegner dieser Regel dürfen Organe bereits entnommen werden, wenn die mentale Existenz der Person an ein irreversibles Ende gekommen ist, ohne dass der Mensch als Organismus tot sein muss, das heißt, ohne dass alle vegetativen Funktionen (Atmung, Blutkreislauf, Stoffwechsel) an ein Ende gelangt sind.

Die Befürworter*innen der „dead donor rule" argumentieren, dass eine Organentnahme bei Menschen, die noch nicht tot sind, gegen das Tötungsverbot verstößt. Das Tötungsverbot gilt für die ganze Dauer des menschlichen Lebens, bis zum Erlöschen aller vitalen Funktionen, und wird erst dann nicht mehr verletzt, wenn eine Person tot ist. Das impliziert nach dieser Auffassung, dass die Organentnahme bei einer Person, die noch nicht tot ist, als unzulässige Tötung angesehen werden muss. So schreibt die Mehrheit des Deutschen Ethikrates zur Organentnahme bei noch Lebenden:

„Die kann auch nicht durch den Hinweis gerechtfertigt werden, dass der Organentnahme angeblich eine Lebensverlängerung vorausgeht, indem bestimmte Organtätigkeiten aus organprotektiven Gründen intensivmedizinisch aufrechterhalten wurde. Eine Tötung bleibt eine Tötung auch dann, wenn der Eintritt des Todes zuvor hinausgezögert wurde" (Deutscher Ethikrat 2015, 105).

Gegner der „dead donor rule" sind stattdessen der Ansicht, dass eine Organentnahme zulässig sein kann, auch wenn die Person noch nicht tot ist. So meint etwa der deutsche Philosoph Dieter Birnbacher, dass der Hirntod sich nicht als Kriterium des organismischen Todes eignet (Birnbacher 2007, 474). Mit entsprechenden intensivmedizinischen Maßnahmen könne man den Organismus am Leben erhalten. Im Blick auf die moralische Zulässigkeit der Organentnahme ist aber nach Birnbacher nicht der Organismus, sondern „das Bewusstseinsleben" bedeutsam (Birnbacher 2007, 474).

„Nicht die Erhaltung des organismischen Lebens, sondern die Erhaltung des Bewusstseinslebens ist ein von so gut wie keinem ethischen System bezweifeltes Gut" (Birnbacher 2007, 474).

Das bewusste Leben eines Menschen kommt nach dieser Auffassung mit dem Hirntod an ein irreversibles Ende. So schreibt der deutsche Arzt Johann Friedrich Spittler:

„Der Ausfall der Gesamtfunktion von Großhirn-, Hirnstamm- und Kleinhirn bedeutet den vollständigen Verlust jeglichen Wahrnehmens, Erinnerns, Empfindens, Wollens und jeglicher Handlungsmöglichkeit" (Spittler 2003, 85).

Damit steht auch fest, dass die Zeitspanne des bewussten Lebens nicht verkürzt werden kann (Birnbacher 2007, 475). Das Hirntodkriterium sollte deshalb als ein Kriterium für den Tod der Person verstanden werden und nicht als Todeskriterium schlechthin.

Die Frage, die hier im Zentrum steht, lautet: Was muss der Fall sein, damit eine Organentnahme der betroffenen Person ein Unrecht zufügt? Die eine Frage ist, wann ein Mensch tot ist. Die andere Frage ist, wann man einem Menschen Organe entnehmen darf. Einige meinen, dass Organe nur entnommen werden dürfen, wenn die Person tot ist. Andere meinen, dass Organe entnommen werden dürfen, wenn der Person nicht mehr geschadet werden kann, was ihrer Ansicht nach genau dann der Fall ist, wenn die Person hirntot ist. Dann hat sie kein mentales Leben mehr und kann unter anderem keine Schmerzen mehr empfinden. Ihrer Auffassung wäre eine Organentnahme nur dann moralisch unzulässig, wenn damit in das *bewusste* Leben eines Menschen eingegriffen würde. Wenn das richtig ist, dann sollte man dem deutschen Philosophen Ralf Stoecker zustimmen, der feststellt, dass „sich die Ethik der Transplantationsmedizin von der Lokalisation des Todes loslöst" (Stoecker 2010, 335). Die Antwort auf die Frage, wann Organentnahme zulässig ist, hängt dann, wenn die Ethik der Transplantationsmedizin sich von der Lokalisation des Todes ablöst, nicht davon ab, ob jemand tot ist, sondern vom möglichen Schaden, den die hirntote Person erleidet und natürlich auch davon, ob sie zu Lebzeiten in die Organentnahme eingewilligt oder sich nicht dagegen ausgesprochen hat. Diese Fragen werden in den nachfolgenden Kapiteln behandelt.

Sicher ist, dass eine Organentnahme bei einem Hirntoten unzulässig wäre, wenn sie der betroffenen Person schaden würde. Sie würde ihr schaden, wenn der Hirntod nicht das Ende des bewussten Lebens bedeuten und die Organentnahme ihr Schmerzen bereiten würde. Ich werde nachfolgend davon ausgehen, dass das mentale Leben einer Person beendet ist, wenn die Person hirntot ist. Das ist aus ethischer Sicht wichtig, weil man einer Person, deren bewusstes Leben an ein irreversibles Ende gelangt ist, keinen Schaden mehr zufügen kann, das heißt nichts mehr tun kann, das schlecht für sie ist. Das wird interessanterweise auch von den Befürwortern der „dead donor rule" des Deutschen Ethikrates zugestanden. So stellen sie fest, dass „die stillschweigend vorausgesetzte Annahme, der hirntote Spender selbst könne durch die Organentnahme wegen seines vollständigen mentalen Todes nicht mehr geschädigt werden, durchaus richtig" sei (Deutscher Ethikrat 2015, 196). Die Frage der Schädigung ist für diejenigen, welche die „dead donor rule" befürworten, aber nicht entscheidend, sondern allein die Tatsache der Tötung. Die hirntote Person empfindet nichts mehr, wird aber gemäß dieser Position durch die Organentnahme getötet, was moralisch nicht zulässig ist. Die Organentnahme ist danach moralisch unzulässig, nicht weil sie der Person schadet, sondern weil sie sie tötet.

Es lässt sich allerdings argumentieren, dass eine Organentnahme auch dann zulässig sein kann, wenn die betroffene Person noch nicht biologisch tot ist. Dieser Schluss liegt aus verschiedenen Gründen nahe: (a) Franklin G. Miller, Robert D. Truog und Dan W. Brock argumentieren, dass eine Organentnahme bei einem hirntoten Menschen zulässig sei, sofern eine gültige Einwilligung vorläge (Miller/Truog/Brock 2010, 305). Wenn jemand über das Hirntodkriterium informiert wurde und in eine Organentnahme einwilligt, macht er diese zu einer erlaubten Handlung. Es lässt sich (b) auch argumentieren, dass die Tötung zulässig ist, sofern der Sterbeprozess irreversibel und das bewusste Leben an ein Ende gelangt ist und die Entnahme nicht gegen den Willen der betroffenen Person stattfindet.

Ein anderes Argument, das für die Zulässigkeit der Organentnahme spricht, lautet (c): Die Organentnahme ist in gleicher Weise eine Ursache des Todes wie das Unterlassen einer weiteren medizinischen Behandlung. Jemanden nicht mehr weiter zu behandeln, führt direkt zum Tod. Das wird als zulässig angesehen, wenn der Sterbeprozess irreversibel ist (vgl. auch Jonas 1985, 221–222). Miller, Truog und Brock meinen, dass zwischen dem Unterlassen weiterer medizinischer Behandlung und der Organentnahme kein moralisch relevanter Unterschied besteht und so beide für moralisch zulässig gehalten werden sollten (Miller/Truog/Brock 2010, 303–305; Miller/Truog 2012, 113–118; dazu auch Koppelman 2003) Sie schreiben im Blick auf das Abstellen eines Beatmungsgeräts:

> „Was den Tod erklärt, der nach dem Ausschalten des Beatmungsgeräts eintritt, ist nicht die Verletzung des Rückgrates des Patienten, sondern das Ausschalten des Beatmungsgeräts" (Miller/Truog/Brock 2010, 304; Übers. PS).

Diese Punkte können hier nicht in der gebotenen Ausführlichkeit diskutiert werden. Es sollte allerdings deutlich werden, dass nicht davon ausgegangen werden kann, dass eine Organentnahme nur zulässig sein kann, wenn die Person biologisch tot ist. Was bei einer Organentnahme getan wird, kann zulässig sein, auch wenn das Hirntodkriterium kein angemessenes Todeskriterium ist. Anhänger*innen der „dead donor rule" werden das nicht akzeptieren, da für sie eine Organentnahme nur bei toten Menschen erlaubt sein kann. Gegner*innen dieser Regel meinen jedoch, dass für die Zulässigkeit der Organentnahme andere Dinge relevant sind. Mit Ralf Stoecker könnten sie der Meinung sein, dass unsere „Rechte, Ansprüche und Freiheiten andere Grenzen haben als die unserer Existenz" (Stoecker 2010, 44).

Das wird vielleicht nicht alle überzeugen. Wer Organentnahmen zu Transplantationszwecken bei Hirntoten weiterhin für moralisch unzulässig hält, dürfte von der nachfolgenden Diskussion der Zulässigkeitskriterien für postmortale Organentnahmen kaum profitieren und kann insofern auf die weitere Lektüre verzichten. Ich setze im Folgenden jedenfalls voraus, dass postmortale Organentnahmen bei Hirntoten grundsätzlich moralisch zulässig sind. Dabei kann offenbleiben, ob der Grund dafür ist, dass (a) das Hirntodkriterium ein angemessenes Todeskriterium ist oder dass (b) das Bewusstseinsleben einer Person im Fall des Hirntodes an ein irreversibles Ende gekommen ist, so dass der Person durch die Organentnahme kein Schaden mehr zugefügt werden kann. Die Hintergrundannahme lautet schlicht: Die Organentnahme bei Hirntoten ist grundsätzlich moralisch zulässig. Damit komme ich zu den Fragen, um die es in den nächsten Kapiteln gehen wird: (a) Gibt es eine moralische Pflicht, seine Organe postmortal zur Verfügung zu stellen, und (b) dürfen Organe nur entnommen werden, wenn die betreffende Person zu Lebzeiten explizit eingewilligt hat oder reicht es, wenn sie sich nicht explizit gegen die Organspende ausgesprochen hat?

2

Eine moralische Pflicht?

Ich habe oben Sabrina und Urs kurz vorgestellt. Sabrinas Leben wurde durch eine Leberspende, Urs' Leben durch die Herzspende verlängert, weil andere Menschen dazu bereit waren, ihre Organe nach ihrem Tod zu spenden. Sollen wir alle so handeln, wie die anonyme Organspender*in, und unsere Organe postmortal zur Verfügung stellen? Wer das behauptet, kann mit dem ‚Sollen' Unterschiedliches meinen. Dieses ‚Sollen' lässt sich nämlich (a) in einem schwachen und (b) in einem starken Sinne verstehen. In einem schwachen Sinn bedeutet ‚sollen', dass es Gründe gibt, sich dafür bereit zu erklären, unsere Organe nach unserem Tod zu spenden – bzw. zu Lebzeiten in eine postmortale Organentnahme einzuwilligen. Dass wir damit das Leben anderer Menschen verlängern und auch verbessern können, sind Gründe, so zu handeln. „Man soll das tun" kann man also im Sinne von „Man

P. Schaber, *Organspende – Geschenk oder moralische Pflicht?*, #philosophieorientiert, https://doi.org/10.1007/978-3-662-65538-2_2

hat Gründe, das zu tun" verstehen, ohne verpflichtet zu sein, es zu tun. Das kann der Fall sein, weil die Gründe, die dafürsprechen, durch Gründe, die dagegensprechen, aufgewogen werden oder aber deshalb, weil die Gründe, die dafür sprechen, zu schwach sind, um eine Pflicht zu erzeugen. Das heißt – dem schwachen Sinn von ‚Sollen' zufolge – dass Menschen, die diesen Gründen nicht entsprechen, die also nicht bereit sind, ihre Organe postmortal zur Verfügung zu stellen, dafür moralisch kritisiert werden dürfen. Handlungen, für die das gilt, werden auch als supererogatorische Handlungen bezeichnet.

In einem starken Sinne versteht man das ‚Sollen', wenn man meint, dass die Organspende unsere moralische Pflicht ist. Wenn eine Handlung Pflicht ist, dann spricht nicht bloß etwas dafür, sie auszuführen. Die Handlung ist vielmehr geboten. Das ist der starke Sinn von ‚Sollen'. Dieter Birnbacher beispielsweise meint, dass die Organspende in diesem starken Sinn gesollt ist. Er schreibt:

„Angesichts des Umstands, dass eine postmortale Organspende dazu dient, einen universal akzeptierten Wert zu realisieren […], meine ich, dass die Organspende eine genuine moralische Verpflichtung darstellt und nicht eine über die Pflicht hinausgehende ‚supererogatorische' Handlung" (Birnbacher 2000, 20).

2.1   Was es heißt, eine moralische Pflicht zu haben

Hat Dieter Birnbacher damit Recht? Haben wir eine Pflicht zur postmortalen Organspende? Um diese Frage beantworten zu können, müssen wir zuerst klären, was es heißt, eine moralische Pflicht zu haben bzw. was unter einer moralischen Pflicht zu verstehen ist. Was ist der Unterschied zwischen einer Handlung, für die wir Gründe haben (schwaches Sollen), und einer moralischen Pflicht (starkes Sollen)? Wenn ich die Pflicht habe, eine bestimmte Handlung auszuführen, dann ist die Handlung moralisch geboten und ihre Unterlassung moralisch verboten. Das heißt auch: Wenn ich die Handlung, zu der ich moralisch verpflichtet bin, nicht ausführe, kann ich zudem von anderen berechtigterweise kritisiert werden. (Das heißt nicht, dass man zu solchen Handlungen gezwungen werden kann. Auf diesen Punkt werde ich in Kap. 3 zurückkommen.)

So bedeutet eine moralische Pflicht zu haben Folgendes: (MP) Person A hat eine Pflicht, x zu tun, heißt:

- x zu tun ist moralisch geboten und die Unterlassung von x moralisch verboten
- das Tun von x kann durch andere von A gefordert und die Unterlassung der Handlung durch A von anderen moralisch kritisiert werden.

Das sieht anders aus bei Handlungen, für die Gründe sprechen, ohne dass sie Pflicht sind. Man kann gelobt werden, wenn man sie ausführt, nicht aber moralisch kritisiert, wenn man sie unterlässt (wenn ich einen Grund habe, mir einen Film anzusehen, kann ich kritisiert werden, wenn ich das nicht tue – „da hast du wirklich etwas verpasst" –, aber ich kann nicht moralisch dafür kritisiert werden).

Zusätzlich gilt nach Auffassung verschiedener Moral-philosoph*innen, dass moralischen Pflichten moralische Rechte korrespondieren. Wenn ich die moralische Pflicht habe, andere nicht zu betrügen, haben die anderen mir gegenüber das moralische Recht, von mir nicht betrogen zu werden. Mit Blick auf eine mögliche Pflicht, seine Organe postmortal zur Verfügung zu stellen, würde das heißen, dass diejenigen Personen, die, *wenn ich hirntot sein werde,* ein Organ benötigen, mir gegenüber bereits *jetzt* ein Recht darauf haben, dass ich mich bereiterkläre, meine Organe postmortal zu spenden.

Diese Auffassung des Verhältnisses von Rechten und Pflichten ist allerdings umstritten. Nach Ansicht von Immanuel Kant gibt es Pflichten, die keine korrespondierende Rechte haben. Es kann demnach sein, dass ich eine bestimmte moralische Pflicht haben, ohne dass es jemanden gibt, der mir gegenüber ein entsprechendes Recht hätte. Das gilt nach Kant z. B. für die Pflicht, zum Glück anderer beizutragen. Dieser Pflicht korrespondiert seiner Auffassung nach kein Recht von Menschen dahingehend, dass Dritte zu ihrem Glück beitragen. (Kant nennt diese Pflichten „Tugendpflichten", Kant MS, 394–395). Ich werde weiter unten (s. Abschn. 2.5) auf das Verhältnis von Pflichten und Rechten ausführlicher eingehen. Es soll an dieser Stelle lediglich deutlich werden, dass mit Blick auf die These, dass moralischen Pflichten immer moralische Rechte korrespondieren, Diskussionsbedarf besteht. (Ich werde auf einen Einwand gegen die Auffassung, postmortale Organspende sei Pflicht, eingehen, der sich zu ergeben scheint, wenn man davon ausgeht, moralische Pflichten würden in jedem Fall moralischen Rechten korrespondieren).

2.2 Wovon hängt es ab, dass eine Handlung Pflicht ist?

Gibt es eine moralische Pflicht, sich zu Lebzeiten bereit zu erklären, die eigenen Organe postmortal zu spenden? Wovon hängt das ab? Ich bin der Ansicht, dass hier zwei Faktoren entscheidend sind: Ob wir zu einer bestimmten Handlung moralisch verpflichtet sind, hängt ab (a) vom Gut, das durch die Handlung realisiert wird und (b) von den Lasten, die sie dem Handelnden zumutet. Je gewichtiger das Gut ist, das durch eine Handlung realisiert wird, desto stärker sind die Gründe, die dafürsprechen, es zu realisieren, also die Handlung durchzuführen. Je größer auf der anderen Seite die dabei entstehenden Lasten sind, desto schwerer wiegen die Gründe, die Handlung nicht auszuführen. Betrachten wir das berühmte Teichbeispiel des australischen Philosophen Peter Singer (Singer 2007, 39). Singer will mit diesem Beispiel deutlich machen, zu welchen Hilfeleistungen wir moralisch verpflichtet sind. Es geht um ein Kind, das in einem Teich zu ertrinken droht und das ich retten kann, indem ich hineinwate und es aus dem Wasser ziehe. Die meisten Menschen dürften der Meinung sein, dass ich moralisch verpflichtet bin, das zu tun, jedenfalls solange ich mir dabei lediglich meine Kleider schmutzig mache und mich selbst nicht in Gefahr begebe. Denn das Gut, das durch die Handlung realisiert wird, ist ein sehr hohes Gut: Es geht um das Leben eines Menschen. Die Kosten, die mir dabei entstehen (meine Kleider werden schmutzig), sind hingegen sehr gering und wiegen das Gut klarerweise nicht auf. Ich bin demnach verpflichtet, in einer solchen Situation dem Kind zu helfen, solange die Kosten, die dabei für mich anfallen, eine bestimmte Höhe nicht übersteigen. Wo genau hier die Grenze zu ziehen ist, ist moralphilosophisch umstritten. Singer meint, dass man verpflichtet ist zu helfen, auch wenn die Vorteile, die durch die Hilfe entstanden sind, die Kosten für den Helfenden nicht aufwiegen. Ich meine, dass man verpflichtet ist, zu helfen, wenn die Kosten für den Helfenden nicht zu hoch sind. Der Meinung bin ich deshalb, weil ich glaube, dass wir Rechte haben, die uns vor zu anspruchsvollen moralischen Forderungen schützen. Klar aber ist, dass eine Hilfeleistung Pflicht ist, wenn das Gut für die Person, der geholfen wird, gewichtig genug ist, und die Kosten eine bestimmte Höhe nicht überschreiten. Die Pflicht, ein hohes Gut zu realisieren, kann jedoch durchaus außer Kraft gesetzt werden, wenn die Kosten zu hoch sind. Die Handlung bleibt hingegen Pflicht, solange die Kosten im Rahmen bleiben. Dabei dürfen die Kosten höher sein, je gewichtiger das Gut ist, das realisiert werden kann. Um von der Pflicht, einem anderen Menschen das Leben zu retten, entbunden zu sein, müssen die Kosten weitaus höher sein (z. B. dass man das eigene Leben riskiert) als es bei einer vermeintlichen Pflicht, einer Freundin beim Umzug zu helfen (hier würde auch der Hinweis auf Rückenschmerzen reichen), der Fall wäre.

Doch wie hoch dürfen die Kosten für die Spenderin im Fall einer Organspende sein? Ich werde nachfolgend davon ausgehen, dass diese Kosten nicht sehr hoch sein dürfen, soll eine Pflicht zur Organspende gelten. Das heißt: Ich gehe davon aus, dass es eine Pflicht zur Organspende nur gibt, wenn die Kosten für die Spenderin sich als nicht sehr hoch erweisen. Um bestimmen zu können, wie gewichtig die Kosten für Organspender*innen sind, müssen wir wissen, mit welchen Kosten hier zu rechnen ist. Dies hängt allerdings von vielen Faktoren ab. 1000 Euro zu spenden, um Hungernden das Leben zu retten, ist für einen Reichen mit sehr geringen Kosten verbunden, für andere Menschen hingegen kann das eine große Last darstellen. Dennoch lässt sich mit Blick auf unsere Frage, was die Bereitschaft zur Organspende für eine Last ist, durchaus auch Allgemeines sagen. Darum geht es im nächsten Abschnitt.

2.3   Die Lasten für die Spender*innen

Wer das Leben einer anderen Person rettet, realisiert ein sehr hohes Gut. Es scheint also zunächst vieles dafürzusprechen, dass wir moralisch verpflichtet sind, zu tun, was erforderlich ist, um Menschen durch unsere (Bereitschaft zur) Organspende das Leben zu retten. Das Leben eines anderen Menschen ist gewichtig genug, um andere unter eine solche Pflicht zu stellen. Eine moralische Pflicht, in eine postmortale Organspende einzuwilligen, liegt aber nur dann vor, wenn nicht gewichtige Gründe aus der Sicht der Spender*in zu Lebzeiten dagegensprechen. Um zu klären, ob das der Fall ist, müssen wir die Lasten genauer betrachten, die der Spender*in durch eine Organspende entstehen können. Eine Last würde beispielsweise vorliegen, wenn der Spender*in durch die Organentnahme geschadet würde. Allerdings ist mehr als fraglich, ob man einem Hirntoten überhaupt (noch) einen Schaden zufügen kann. Ich verstehe unter einer Schädigung hier die Verletzung von Interessen. Wenn eine meiner Interessen durchkreuzt wird, fügt man mir – diesem Verständnis zufolge – einen Schaden zu. Doch hat ein Hirntoter Interessen, die verletzt werden können? Wenn man meint, dass eine Interessenverletzung nur bei Wesen möglich ist, die in der Lage sind, die Verletzung als solche wahrzunehmen, ist offensichtlich, dass sich Interessen von Hirntoten nicht verletzen lassen und ihnen folglich kein Schaden zugefügt werden kann. (Auf die Interessen der noch lebenden Menschen, die durch diese

Bereitschaft zu Organspende verletzt werden können, werde ich am Ende dieses Abschnittes und in Abschn. 2.4. eingehen).

Das folgt allerdings nur, wenn man annimmt, dass Interessensverletzungen nur vorliegen können, wenn die Opfer die Verletzung als solche wahrnehmen können, und das lässt sich durchaus bestreiten. So meint etwa der amerikanische Rechtsphilosoph Joel Feinberg, dass Interessen verletzt werden können, ganz ohne dass die Opfer das mitbekommen (Feinberg 1984, 85). Betrachten wir folgendes Beispiel: Paul weiß nichts davon, dass Petra ihn regelmäßig betrügt. Damit verletzt sie sein Interesse, mit einer Partnerin zusammenzuleben, die ihm treu ist. Dass Paul von dieser Interessenverletzung nichts erfährt, ändert nichts daran, dass eine Verletzung seines Interesses vorliegt.

So könnte man vermuten, dass auch Interessen eines Hirntoten verletzt werden können, ohne dass er davon etwas mitbekommt. Doch bei genauerer Betrachtung wird deutlich, dass es hier einen entscheidenden Unterschied gibt: Paul erfährt zwar nicht, dass Petra ihn hintergeht, doch er könnte es prinzipiell durchaus erfahren. In dem Fall ist zu erwarten, dass es ihm ziemlich schlecht gehen bzw. die Interessenverletzung sich negativ auf sein Wohlergehen auswirken würde. Das ist bei Hirntoten anders. Es gibt nichts, dass sich negativ auf das Wohlergehen eines hirntoten Menschen auswirken könnte. Er ist nicht länger die Art von Wesen, dem es gut oder schlecht gehen und dem man entsprechend Gutes und Schlechtes antun kann. Das gilt jedenfalls, wenn man davon ausgeht, dass hirntote Menschen kein bewusstes Leben mehr haben und auch keines mehr haben werden. So schreibt der amerikanische Philosoph Loren Lomasky: „Es scheint absurd zu sein, Schaden und Vorteile einem Toten zuzuschreiben und sie als Wesen zu sehen", die, so fügt er hinzu, Rechte haben,

„die es zu achten und nicht zu verletzen gilt" (Lomasky 1987, 212; Übers. PS).

Schaden und Vorteile zuzuschreiben, ist nicht nur bei Toten, sondern auch bei Hirntoten unmöglich (sofern hier ein Unterschied besteht). Der Hirntote mag zwar nicht als Organismus tot sein. Sein bewusstes Leben aber ist an ein Ende gelangt.

Nun könnte man, wie Lomasky andeutet, aus dem Umstand, dass Tote keine Interessen haben, auch den Schluss ziehen, dass sie deshalb keine Rechte haben. Wenn wir davon ausgehen, dass Recht Interessen schützt, hätte man demnach keine Rechte, wenn man keine Interessen hat. Das ist aber nicht der Schluss, den Lomasky zieht. Er meint, es sei sinnvoll, Toten Rechte zuzuschreiben. Wie er ausführt, beruhen diese Rechte auf den Interessen der noch lebenden Personen. Tote haben Rechte „weil Individuen Projekte haben, die Sachverhalten Wert zuschreiben, die über ihr bewusstes Leben hinausgehen und so Interessen haben, die ihren Tod überleben" (Lomasky 1987, 213; Übers. PS). Auch der amerikanische Philosoph David Boonin weist daraufhin, dass wir Wünsche haben, die sich auf Dinge nach unserem Tod beziehen, Wünsche, denen durch Taten nach unserem Tod zuwidergehandelt werden kann (Boonin 2019, 12).

Ich stimme Lomasky zu: Tote haben Rechte. Die Rechte schützen den Willen von Lebenden, der sich auf Sachverhalte bezieht, die erst dann der Fall sein werden, wenn sie tot sind. Weiter unten werde ich dafür argumentieren, dass der Wille der lebenden Person, der ihren toten Körper zum Gegenstand hat, geachtet werden sollte und man jemandem Unrecht tut, wenn man diesen Willen missachtet (das tut man auch dann, wenn der Wille nicht durch gute Gründe gestützt wird). Wenn Paul zu Lebzeiten verfügt hat, dass seine Organe nicht entnommen werden sollen, sind wir verpflichtet, diesen

Willen zu respektieren. Wenn man ihm die Organe postmortal entnimmt, tut man ihm Unrecht, weil man gegen
seinen Willen handelt. Man tut dabei nicht dem Toten
Unrecht, sondern der Person, die sich gegen die Organspende ausgesprochen hat (s. auch Abschn. 3.5).

Kommen wir zu den Lasten zurück, die mit einer
Organspende für den noch lebenden wie auch für
den toten Menschen verbunden sein könnten. Es gibt
Menschen, die ihre Organe postmortal nicht spenden
wollen. Welche Gründe könnte es dafür geben? Oder –
anders gefragt – muss man mit Nachteilen rechnen, die
uns Gründe liefern, von einer Organspende abzusehen?
Betrachten wir zuerst die Motive, die spendenunwillige
Personen angeben. Der Bericht des Deutschen Ethikrates
nennt die Folgenden:

> „Als Motive für die Ablehnung gaben 48 Prozent der
> Befragten die Verletzung der Körperintegrität als starkes
> Motiv an, 30 Prozent das Nicht-akzeptieren-Können des
> Todes, 13 Prozent religiöse Gründe und nur 3 Prozent
> fehlendes Vertrauen in die Hirndiagnostik" (Deutscher
> Ethikrat 2016, 141).

Sind diese Motive Gründe, sich gegen eine postmortale
Organspende zu entscheiden? Gründe werden uns nicht
durch vermutete, sondern durch wirkliche Nachteile
geliefert. Eine sehr kleine Minderheit vertraut der Hirn-
diagnostik nicht. Damit kann Unterschiedliches gemeint
sein: Man könnte (a) den Hirntod als Todeskriterium
ablehnen oder man könnte (b) kein Vertrauen haben, dass
die Ärzt*innen den Hirntod richtig diagnostizieren. Punkt
(a) könnte ein guter Grund sein, eine Organspende zu
verweigern, wenn die Ablehnung des Hirntodkriteriums
berechtigt wäre und wenn zudem das Ende der mentalen
Existenz nicht ausreichen würde, eine Organentnahme zu

rechtfertigen. Was den zweiten Punkt (b) betrifft, müsste man zeigen, dass es gute Gründe gibt, den Hirntoddiagnosen zu misstrauen.

Wenden wir uns dem nächsten Motiv zu: 13 % verweigern die Organspende aus religiösen Gründen. Es ist nicht ohne weiteres klar, was mit diesen Gründen genau gemeint ist. Man könnte sich mit Blick auf ein mögliches Weiterleben nach dem Tod Sorgen um das Schicksal des toten Körpers machen. Oder man könnte der Meinung sein, dass Gott eine Organspende nicht zulässt, weil unser Körper ihm gehört. Ob ein Weiterleben nach dem Tod damit bedroht ist oder ob Gott das nicht will, kann hier nicht beurteilt werden. Es ist in diesem Zusammenhang jedoch interessant, dass die offiziellen Vertreter*innen der großen Religionsgemeinschaften die Organspende für erlaubt halten. So haben beispielsweise die Deutsche Bischofskonferenz und der Rat der Evangelische Kirche Deutschlands die Organspende in einer offiziellen Erklärung als einen Akt der Nächstenliebe bezeichnet. Der Rat der Evangelischen Kirche Deutschlands schreibt in seiner Online-Stellungnahme „Geistliches Wort zur Organspende":

> „Nach christlichem Verständnis sind das Leben und damit der Körper des Menschen ein Geschenk Gottes. Diesen kann und darf er aus Liebe zum Nächsten und aus Solidarität mit Kranken einsetzen. Eine Entnahme von Organen verletzt nicht die Würde des Menschen und stört nicht die Ruhe der Toten. Unsere Hoffnung auf die Auferstehung bleibt davon unberührt. Es gibt keine christliche Verpflichtung zur Organspende. Christinnen und Christen können der Organspende zustimmen; sie können sie aber auch ablehnen" (Evangelische Kirche Deutschlands 2012).

Diese befürwortende Stellungnahme deutet darauf hin, dass die religiösen Bedenken eher auf einem privaten als einem offiziellen Glauben beruhen.

Weitere 30 % wollen ihre Organe nicht spenden, weil sie den Tod nicht akzeptieren. Dass Menschen Schwierigkeiten haben, ihren Tod bzw. die eigene Sterblichkeit zu akzeptieren, ist verständlich, aber fraglos kein Grund, die Organspende abzulehnen. Der überwiegende Teil derjenigen, die eine Organspende für sich selbst ablehnen (48 %), kann sich mit der Vorstellung, ‚aufgeschnitten' zu werden, nicht anfreunden (vgl. auch Birnbacher 2000, 20). Nun mag die Vorstellung davon unangenehm sein, nicht aber der Akt selber. Denn davon bekommt ein Hirntoter genauso wenig mit wie von allen anderen Dingen, die mit seinem Körper geschehen. Ein Grund, Organspende zu verweigern, liegt hier also nicht vor.

Heißt das, dass es überhaupt keine guten Gründe gibt, die eigenen Organe postmortal nicht zu spenden? Dieser Schluss wäre voreilig, denn solche Gründe gibt es durchaus. Allerdings geht es dabei nicht um etwas, das dem toten (oder hirntoten) Körper angetan wird. Es geht vielmehr um eine mögliche Beeinträchtigung der Lebensqualität der im Sterben begriffenen Organspender*innen. So können Organe zu Transplantationszwecken nur entnommen werden, wenn unmittelbar nach dem Eintreten des Hirntodes bestimmte Maßnahmen ergriffen werden, zu denen gehört, dass die Spender*innen an die kreislaufunterstützenden Maschinen angeschlossen werden. Das kann naheliegender Weise nur dort geschehen, wo solche Maschinen und das entsprechende medizinische Fachpersonal zur Verfügung stehen, also im Krankenhaus und nicht bei den Spender*innen zu Hause, in der Wohnung von Angehörigen oder im Hospiz. Das bedeutet für eine Organspenderin, dass sie beispielsweise nicht zu Hause sterben kann, wenn sie an ihrem Willen zur Spende festhalten möchte. Nur wenn sie zum Zeitpunkt des Hirntodes im Krankenhaus ist, können diejenigen Maßnahmen ergriffen werden, die erforderlich sind, um eine Organentnahme zu Transplantationszwecken durchzuführen. Viele Menschen möchten am liebsten zu Hause im Beisein ihrer Angehörigen sterben. Für sie ist es ein Nachteil, für die Organspende im Krankenhaus sein zu müssen – und ein Grund, der gegen die postmortale Organspende spricht. Es ist ein Nachteil, der sich nicht für den Toten, sondern für die noch lebende Person ergibt.

Wie gewichtig ist dieser Grund? Folgendes sei an dieser Stelle festgehalten: Dass der Wunsch, zu Hause zu sterben, um etwa von den Nahestehenden Abschied nehmen zu können, sich nicht realisieren lässt, wenn man die eigenen Organe postmortal spenden will, ist ein Grund, der gegen die Organspende spricht. Das heißt, es handelt sich um einen Nachteil, der einen Grund liefert, die postmortale Organspende nicht zu wollen. Es spricht also gegen die Bereitschaft, seine Organe postmortal zur Verfügung zu stellen, weil es sich um einen wirklichen Nachteil für diejenigen Menschen handelt, die zu Hause oder im Hospiz sterben möchten. Andere Dinge werden hingegen als Gründe angesehen, ohne wirkliche Gründe zu sein. Um hier Missverständnisse zu vermeiden: Man braucht keine Gründe, um das Recht auf Selbstbestimmung wahrzunehmen und eine Organspende zu verweigern. Auf den Gebrauch dieses Rechts werden wir unten ausführlich zu sprechen kommen (s. Kap. 3). Die Gründe, die für uns gegen eine Bereitschaft zur Organspende sprechen, sind relevant für die Frage, ob man unter einer moralischen Pflicht steht, so zu handeln. Sie sind nicht relevant für die Frage, ob man von dem Selbstbestimmungsrecht über den eigenen Körper Gebrauch machen darf. Mit Blick auf die Frage nach der moralischen Pflicht muss nun diskutiert werden, ob dieser Nachteil gewichtig genug ist, um eine Pflicht zur Organspende aufzuheben.

2.4   Das Gewicht der Lasten

Wie gewichtig ist dieser Nachteil? Wie schlimm ist es, nicht zu Hause sterben und von den Nahestehenden Abschied nehmen zu können? Man wird sagen: Das hängt ganz davon ab, wie stark dieser Wunsch jeweils ist. Für die einen wird das ein gewichtiges Anliegen, für andere ein eher schwacher oder sogar gar kein Wunsch sein. Aber welches Gewicht kann man diesem Anliegen vernünftigerweise zuschreiben? Ich denke, dass der Wunsch, zu Hause zu sterben, stark mit dem Wunsch verknüpft ist, von seinen Nahestehenden Abschied nehmen zu können. Wir wollen ihnen Dinge auf den Weg geben, ihnen danken, uns mit ihnen versöhnen u. a.m. Das ist deshalb wichtig für uns, weil Beziehungen für uns wichtig sind. Und viele Menschen wollen sich anscheinend *zu Hause* von den ihnen nahestehenden Personen verabschieden. Da man aber auch im Krankenhaus voneinander Abschied nehmen kann, verhindert die Organspende also nicht die Realisierung dieses Wunsches, sondern sie verhindert, dass wir dies zu Hause oder in einem Hospiz tun können.

Das ist ein Nachteil, aber es ist fraglich, ob es sich dabei um einen gewichtigen Nachteil handelt. Und es ist insbesondere fraglich, ob dieser unbestrittene Nachteil gewichtig genug ist, um die Pflicht, das Leben anderer Menschen zu verlängern, außer Kraft zu setzen. Mit der Organspendebereitschaft sind bestimmte Dinge verbunden, die die Umstände des Sterbens betreffen. Das heißt, man kann nur im Krankenhaus sterben und nicht zu Hause oder im Hospiz. Wenn man also meint, dass wir eine Pflicht zur Organspende haben, behauptet man, dass diese ,Einschränkungen' nicht gewichtig genug sind, um das Gut aufzuwiegen, das wir mit einer Organspende befördern. Damit ist nicht geleugnet, dass es sich hier um Opfer handelt, die die Person gegebenenfalls erbringen muss und dass sich die damit einhergehende Belastung individuell unterschiedlich darstellen kann. Behauptet ist lediglich, dass wir diese Opfer voneinander erwarten dürfen, wenn wir bedenken, was auf dem Spiel steht. Darf man anderen einen so großen Nutzen vorenthalten, um den eigenen Wunsch, zu Hause zu sterben, realisieren zu können? Ich denke, dass das nicht der Fall ist. Meiner Ansicht nach stehen wir entsprechend unter einer moralischen Pflicht, postmortal Organe zu spenden. Dabei will ich nicht bestreiten, dass der Verzicht darauf, zu Hause oder im Hospiz zu sterben, für gewisse Menschen ein so starker Grund sein kann, dass für sie die Pflicht, Organe zu spenden, nicht gilt. Von vielen wird ein entsprechendes Opfer erwartet werden dürfen, wenn man sicherstellt, dass sie von ihren Angehörigen Abschied nehmen können.

Man kann das nicht zuletzt deshalb erwarten, weil die Wahrscheinlichkeit, dass man als Organspender*in diesen Nachteil auf sich nehmen muss, relativ klein ist. Das hat damit zu tun, dass sich für die allermeisten Organspender*innen die Frage, ob sie darauf verzichten, zu Hause Abschied zu nehmen, gar nicht stellt. Der größte Anteil der Menschen, denen Organe entnommen werden, sind Opfer einer Hirnblutung, die ohnehin schon im Krankenhaus waren und einen Hirntod erleiden (fast 50 % der Organspender*innen 2020 in der Schweiz, 51 % in Deutschland), oder Unfallopfer (17 % der Organspender*innen 2020 in der Schweiz, 16,4 % in Deutschland; vgl. für die Zahlen swisstransplant online, Deutsche Stiftung Organtransplantation 2020, 70). Für sie ist ein ruhiger Abschied zu Hause nicht mehr möglich.

Es ist mir wichtig zu betonen, dass dieser Schluss sich keiner utilitaristischen Überlegung verdankt. Für Utilitarist*innen gilt, kurz gesagt: Ich habe eine Pflicht, meine

Organe zu spenden, wenn die Vorteile, die für andere damit verbunden sind, die Nachteile, die für mich entstehen, überwiegen. Meiner Ansicht nach können die Vorteile einer Handlung die Nachteile für die Handelnde überwiegen, ohne dass diese deshalb unter der moralischen Pflicht stehen muss, die Handlung auch auszuführen. Die Idee hier ist: Man hat eine Pflicht, wenn das Gut, das bedient wird, gewichtig genug ist (das Retten eines Lebens) und die Nachteile, die sich für die Handelnde ergeben im Verhältnis zu den Vorteilen nicht zu hoch sind und einen bestimmten Schwellenwert nicht überschreiten. Es darf von mir erwartet werden, dass ich meine Kleider schmutzig mache, um ein Kind vor dem Ertrinken zu retten. Es darf nicht erwartet werden, dass ich mein Leben dabei riskiere. Es lässt sich nicht klar bestimmen, wo die Grenze zu ziehen ist. Es bedarf einer Idee von Verhältnismäßigkeit, die sich nur im jeweiligen Vergleich von Vor- und Nachteilen bestimmen lässt. Ich bin der Meinung, dass wir unter einer Pflicht stehen, unsere Organe zu spenden, weil die Nachteile, die für die Spender*innen dabei entstehen, nicht das erforderliche Gewicht haben, um die Pflicht, andere vor großem Schaden zu bewahren, außer Kraft zu setzen.

2.5   Ein Recht auf Hilfe?

Wir haben oben festgestellt, dass verschiedene Moralphilosoph*innen der Meinung sind, dass moralischen Pflichten moralische Rechte korrespondieren. Wenn das richtig wäre und es zugleich zutrifft, dass wir eine Pflicht zur Organspende haben, hätten demnach alle, die auf ein Organ angewiesen sind, ein Recht darauf, dass ihnen geholfen wird. Der Pflicht der anonymen Spenderin korrespondierte das Recht Sabrinas, dass ihr geholfen wird.

Sie hatte ein solches Recht allen gegenüber, die ihr hätten helfen können.

Einige werden diese Ansicht für zu extrem halten. Sie werden ein solches Recht darauf, uns bereit zu erklären, unsere Organe postmortal zur Verfügung zu stellen, zurückweisen, weil es, wie Dieter Birnbacher ausführt, „in unzulässiger Weise in die Privatsphäre anderer eingreifen würde" (Birnbacher 2000, 21). Es ist mein Körper, so werden sie sagen, auf den andere keinen Anspruch haben. Es ist mir überlassen, ob ich bereit bin, meine Organe anderen zur Verfügung zu stellen, und ich tue niemandem Unrecht, wenn ich das nicht tue.

Diese Schwierigkeit eines unzulässigen Eingriffs in unsere Privatsphäre entsteht, wenn man davon ausgeht, dass Pflichten Rechte korrespondieren. Wie wir oben (s. Abschn. 2.1) bereits gesehen haben, ist diese Ansicht jedoch umstritten. Nicht nur Kant war der Auffassung, dass es moralische Pflichten auch geben kann, ohne dass entsprechende Rechte Dritter vorliegen. So korrespondiert nach Kant unserer moralischen Pflicht, zum Wohle (zur Glückseligkeit, wie er sagt) anderer Menschen beizutragen, nicht ein Recht, das andere uns gegenüber haben. Niemand hat ein Recht auf Wohltätigkeit (Kant MS, 29). Pflichten, denen keine Rechte korrespondieren, hat auch Dieter Birnbacher im Blick, wenn er schreibt:

> „Nicht jede Pflicht zur Hilfeleistung ist so intensiv, dass sie einem Recht des Hilfebedürftigen auf die Hilfeleistung entspricht. Wenn ich an einem eingefrorenen Teich vorbeikomme, in dem jemand eingebrochen ist, den ich retten kann, kann ich mir selbst eine Pflicht zur Rettung zuschreiben, ohne gleichzeitig dem Eingebrochenen ein Recht auf Rettung zuzuschreiben. In Kants Worten: Nicht jede Liebespflicht ist zugleich eine Rechtspflicht, die durch

den Hilfebedürftigen oder Dritte auch mit Zwangsmitteln eingefordert werden darf" (Birnbacher 2000, 21).

Birnbacher hält die Ansicht, dass Menschen, die auf ein Organ angewiesen sind, ein Recht auf Hilfe haben, für zu extrem, und zwar, weil er glaubt, dass ein solches Recht bedeuten würde, dass man andere zur Organspende zwingen darf. Doch das ist seiner Ansicht nach gerade nicht der Fall. Die Pflicht, Organe zu spenden, sollten wir daher, wie er meint, mit Kant als eine reine Liebespflicht (eine Pflicht, der kein Recht korrespondiert) verstehen.

Doch bei genauerer Betrachtung zeigt sich, dass Dieter Birnbachers Bedenken unbegründet sind. Denn: Dass ich die Pflicht habe, etwas Bestimmtes zu tun, bedeutet nicht, wie Birnbacher zu meinen scheint, dass ich zur Pflichterfüllung gezwungen werden kann. Und: Einer anderen Person gegenüber ein Recht zu haben, heißt nicht, sie zwingen zu können, das zu tun, worauf ich ihr gegenüber ein Recht habe. Wenn Paul ein Recht darauf hat, dass Petra ihn nicht betrügt, kann er das von ihr fordern, er kann es aber nicht erzwingen und Petra mit Drohungen oder gar mit Gewalt daran hindern, ihren Liebhaber zu treffen. Er kann sie dazu auffordern, das nicht zu tun, sie aber nicht daran hindern. Ein moralisches Recht zu haben, ist also nicht mit einer entsprechenden Befugnis, jemanden zu etwas zu zwingen, verbunden. Aus diesem Grund impliziert das Recht auf eine Organspende nicht, dass Menschen postmortal gegen ihren Willen Organe entnommen werden. Es bedeutet lediglich, dass sie aufgefordert werden können, sich bereit zu erklären, ihre Organe postmortal zur Verfügung zu stellen. Birnbachers Bedenken sind insofern unbegründet.

Vielleicht sind damit aber noch nicht alle Einwände gegenüber einem Recht auf Organspende ausgeräumt. Viele werden der Ansicht sein, dass Menschen wir Sabrina eine Organspende auch nicht hätten einfordern dürfen. Eine Forderung, sich bereit zu erklären, postmortal seine Organe zu spenden, würde immer noch, so könnte man sagen, einen zu weitgehenden Eingriff in die – wie Birnbacher sagt – „Privatsphäre" von Menschen bedeuten. Es ist schließlich mir allein überlassen, ob ich Teile meines Körpers anderen zur Verfügung stelle. Deshalb scheint es angemessener zu sein, die moralische Pflicht zur Organspende als eine reine Liebespflicht zu verstehen und gerade nicht als eine Pflicht, der ein entsprechendes Recht seitens der Organempfänger*innen korrespondiert.

Haben Menschen, die ein Organ benötigen, also kein moralisches Recht auf eine Organspende? Wann hat man ein Recht auf etwas? In Anknüpfung an einen Vorschlag des israelischen Moralphilosophen Joseph Raz glaube ich, dass zwei Bedingungen erfüllt sein müssen, um ein moralisches Recht auf etwas zu haben: (a) das Interesse, das durch ein Recht geschützt wird, muss gewichtig genug sein, um andere verpflichten zu können (vgl. Raz 1986, 166), denn auch wenn nicht jeder Pflicht ein Recht zugrundeliegt, korrespondieren jedem Recht entsprechende Pflichten; und (b) die Erfüllung der Pflicht darf nicht mit zu hohen Lasten für die Pflichtträger*innen verbunden sein. Trifft das auf die Organspende zu? Das Interesse, das bei der Organspende auf dem Spiel steht, ist zweifellos sehr gewichtig. Sabrina wäre heute nicht mehr am Leben, hätte sie damals keine neue Leber bekommen. Zugleich ist die Last, welche die Spender*in zu tragen hat, wie ich oben argumentiert habe, gering. Die hinreichenden Bedingungen für die Zuschreibung eines Rechts sind also erfüllt. Doch was genau heißt das? Hat jeder, der ein Organ braucht, jeder anderen Person gegenüber, die in der Lage ist, zu helfen, ein moralisches Recht auf Hilfe?

Dass man ein Recht gegenüber jeder anderen Person hat, ist prinzipiell möglich. Ich habe beispielsweise jedem einzelnen meiner Mitmenschen gegenüber ein Recht darauf, dass er oder sie mich nicht auf eine erniedrigende Art und Weise behandelt. Daneben gibt es aber auch sogenannte ungerichtete Rechte. Das sind Rechte darauf, dass das, worauf ich ein Recht habe, realisiert wird, *von wem auch immer*. Das Recht, nicht in absoluter Armut leben zu müssen, ist ein solches Recht: Wir haben dieses nicht konkreten anderen Menschen gegenüber, obwohl jeder Einzelne dazu beitragen kann, dass Menschen nicht in absoluter Armut leben. Meiner Ansicht nach sollte man das Recht auf eine Organspende als ein solches ungerichtetes Recht verstehen. Menschen, die ein Organ benötigen, haben ein Recht darauf, dass ihnen eines zur Verfügung gestellt wird, sofern die medizinischen Bedingungen, die dazu erforderlich sind, erfüllt sind. Aber sie haben kein Recht darauf, dass eine ganz bestimmte Person dafür sorgt, dass sie das benötigte Organ erhalten. Wenn es sich hingegen um ein gerichtetes Recht handeln würde, könnte jeder, der ein Organ braucht, von konkreten anderen fordern, ihm zu helfen. Doch das ist wenig überzeugend. Wir haben diese Rechte nicht konkreten anderen Menschen gegenüber, auch allein deshalb, weil sich seitens der Organspender*innen gar nicht bestimmen ließe, wem diese die Organspende schulden. Diese wissen lediglich, dass sie mit einer Organspende in der Zukunft mit an Sicherheit grenzender Wahrscheinlichkeit einer Person helfen können. Doch wer genau das sein wird, bleibt unbekannt. Es wäre sinnlos, wenn eine Person, die ein Organ benötigt, eine postmortale Organspende von mir fordern würde. Die Pflicht, die eigenen Organe zu spenden, ist die Pflicht, seinen Anteil dazu zu leisten, dass Menschen geholfen wird. Wer das nicht tut, kann also nur dafür kritisiert werden, dass er seinen Anteil nicht leistet, aber nicht dafür, dass er einer konkreten Person nicht hilft.

Doch ist die Behauptung, man habe ein moralisches Recht darauf, dass andere ihren toten Körper zur Verfügung zu stellen, um anderen das Leben zu retten, nicht immer noch zu extrem? Das hängt nicht zuletzt davon ab, was man mit einem solchen Recht denjenigen, die in der entsprechenden Pflicht stehen, zumutet. Ich habe oben deutlich gemacht, dass durch die Organspende keine Interessen betroffen sind, deren Verletzung oder Nicht-Befriedigung uns eine bemerkenswerte Last aufbürden würde. Der einzige Nachteil, der mit einer Organspende verbunden sein kann, ist der, nicht zu Hause von den Nahestehenden Abschied nehmen zu können. Dieser Nachteil scheint mir nicht gewichtig genug zu sein, um die Pflicht zur Organspende aufzuheben. Dies, wie oben festgestellt, nicht zuletzt deshalb, weil die Wahrscheinlichkeit als Organspender*in diese Last auch zu tragen, relativ gering ist. Die meisten, die als Organspender*innen in Frage kommen, haben diese Option gar nicht.

Es gibt jedoch noch einen weiteren Grund, die Behauptung einer allgemeinen moralischen Pflicht zur postmortalen Organspende als problematisch anzusehen. Man könnte nämlich bestreiten, dass man eine solche Pflicht allen Menschen gegenüber hat, also auch denen, mit denen man in keiner persönlichen Beziehung steht. Wenn überhaupt, so ließe sich argumentieren, hätte man nur Nahestehenden gegenüber eine Pflicht zur Organspende, nicht aber solchen Menschen gegenüber, die man nicht kennt und mit denen man niemals etwas zu tun hatte. Moralphilosophen wie Jan Narveson meinen, dass sich positive Hilfspflichten gegenüber Menschen, mit denen wir nicht interagieren, nicht begründen lassen (Narveson 2003). Das könnte man auf die postmortale Organspende übertragen und fragen, ob wir – wenn überhaupt – nur gegenüber uns nahestehenden Personen zur Organspende verpflichtet sind.

Zur Prüfung dieser Überlegung ist es hilfreich, noch einmal einen Blick auf Singers Teichbeispiel zu werfen. Dass wir verpflichtet sind, das ertrinkende Kind zu retten, wenn dabei geringe Kosten entstehen, ist unstrittig, und zwar auch dann, wenn wir das Kind nicht kennen, noch je zuvor mit ihm Kontakt gehabt haben. Wir sind moralisch verpflichtet, sein Leben zu retten, auch wenn wir es davor noch nie gesehen haben und danach aller Voraussicht nach nie mehr sehen werden. Das jedenfalls ist die breit geteilte moralische Intuition. Wieso sollte sich das bei der Organspende anders verhalten? Wir stehen auch Fremden gegenüber in der Pflicht, sie vor großem Schaden zu bewahren, sofern die dabei entstehenden Kosten für uns nicht erheblich sind und das ist, wie ich argumentiert habe, bei der Organspende der Fall. Aus diesem Grund haben wir meines Erachtens nicht nur uns nahestehenden, sondern allen bedürftigen Menschen gegenüber die Pflicht, unsere Organe postmortal zu Transplantationszwecken zur Verfügung zu stellen.

3

Das Recht über den eigenen Körper

Im vorhergehenden Kapitel habe ich dafür argumentiert, dass es eine moralische Pflicht zur postmortalen Organspende gibt. Wir sind demnach verpflichtet, die erforderlichen medizinischen Eingriffe in unseren (toten) Körper zu erlauben. Eingriffe in den Körper betreffen zugleich unsere Rechte, denn jeder Mensch hat ein moralisches Recht darauf, über seinen lebendigen Körper und auch über seinen toten Körper zu bestimmen. Handelt es sich dabei um ein und dasselbe Recht oder geht es um zwei unterschiedliche Rechte: ein Recht über den lebendigen und ein davon unterschiedenes Recht über den Körper der toten Person? Um zu klären, ob es sich hier um ein oder um zwei unterschiedliche Rechte handelt, muss man die Frage beantworten, was durch ein Recht über den Körper – den lebendigen und den toten – geschützt werden soll. Ich werde dafür argumentieren, dass es sich dabei um zwei voneinander unterschiedene Rechte handelt, weil das Recht

P. Schaber, *Organspende – Geschenk oder moralische Pflicht?*, #philosophieorientiert, https://doi.org/10.1007/978-3-662-65538-2_3

über den lebendigen Körper ein anderes Gut schützt als das Recht über den toten Körper. Wie sich zeigen wird, ist diese Diagnose wichtig für die Antwort auf die Frage, wie die Organspende in der Praxis geregelt werden soll, eine Frage, mit der wir uns dann im vierten Kapitel beschäftigen werden.

3.1 Moralische Rechte

Wenn ich eine moralische Pflicht habe, etwas Bestimmtes zu tun, heißt das, wie ich oben behauptet habe, nicht, dass ich dazu von anderen dazu auch gezwungen werden darf. Ich kann eine moralische Pflicht haben, der Welthungerhilfe 1 % meines Einkommens zu spenden, ohne dass man mich dazu zwingen darf – denn mein gesamtes Einkommen ist Gegenstand eines meiner Rechte, nämlich der Eigentumsrechte. Das Eigentumsrecht beinhaltet das Recht, mein Geld zu verschenken, das Recht, es anderen auszuleihen, das Recht, es von jemandem verwenden zu lassen etc.

Nur wenn ich einwillige, dürfen andere über mein Eigentum oder Teile davon verfügen. Das ist durchaus mit der Annahme vereinbar, dass ich moralisch verpflichtet sein kann, mein Eigentum in einer bestimmten Weise zu verwenden, z. B. 1 % meiner Einkünfte für wohltätige Zwecke zu Verfügung zu stellen. Das heißt: Es gibt nicht erzwingbare und erzwingbare Pflichten. Beides sind Pflichten, das heißt, man darf von mir fordern, sie zu erfüllen, und mich kritisieren, wenn ich das nicht tue. Der Unterschied ist, dass im Fall von erzwingbaren Pflichten niemand meine Einwilligung einholen muss, wenn er eigenmächtig dafür sorgt, dass ich meine Pflicht erfülle und dies auch gegen meinen Willen tun kann. Bei einer nichterzwingbaren Pflicht darf die Erfüllung nicht gegen

meinen Willen sichergestellt werden. Der Staat darf beispielsweise nicht 1 % meines Einkommens ohne meine
Einwilligung der Welthungerhilfe spenden. Wenn die
Verwendung durch andere aber einwilligungspflichtig ist,
ist die Pflicht nicht erzwingbar. Das gilt für alle Handlungen, die Gegenstand meiner moralischen Rechte sind.
Das bedeutet aber auch: Wenn ich ein moralisches Recht
habe, x zu tun, haben andere die Pflicht, mich nicht daran
zu hindern, das auch zu tun. So lautet die Definition von
moralischen Rechten:

(MR)   Ich habe ein moralisches Recht darauf, x zu tun, heißt, andere
       dürfen mich nicht daran hindern, x zu tun

In diesem Sinne schreibt der amerikanische Philosoph
Jeremy Waldron:

„Wenn P ein Recht hat, A zu tun, dann folgt, dass es für
andere falsch ist, P daran zu hindern, A zu tun" (Waldron
1991, 73; Übers. PS).

P daran zu hindern, A zu tun, wäre auch und selbst
dann falsch, so ist hier zu ergänzen, wenn das, was P tut,
nicht richtig ist. Angenommen wir hätten die moralische
Pflicht, 1 % unseres Einkommens zu spenden. Ich weiß
das, aber ich spende trotzdem nichts. Damit verletze ich
eine moralische Pflicht. Meine Unterlassung, also: dass ich
nichts spende, ist moralisch falsch. Das ändert allerdings
nichts daran, dass andere mich nicht zwingen dürfen,
meiner Pflicht nachzukommen. Denn: Ein moralisches
Verfügungsrecht über mein Einkommen zu haben, heißt,
dass ich nicht daran gehindert werden kann, dieses Recht
so auszuüben, wie ich es ausüben will. Ich bin moralisch
verpflichtet, 1 % meines Einkommens zu spenden, heißt
jedoch nicht, ich kann dazu gezwungen werden; es heißt

bloß, dass das von mir gefordert und ich kritisiert werden kann, wenn ich es nicht tue.

Hier drängt sich folgender Einwand auf: Was ist, wenn ich von meinem Eigentumsrecht in einer Weise Gebrauch mache, die andere schwer schädigt? Darf ich in dem Fall nicht doch daran gehindert werden, mit meinem Geld zu machen, was ich will? Das ist tatsächlich so. Allerdings ist es mit dem, was oben gesagt wurde, durchaus verträglich. Inwiefern? Wenn der Gebrauch meiner Eigentumsrechte andere in einer Weise schädigt, die deren Rechte verletzt, tue ich etwas, worauf ich kein Recht habe. Ein solches Recht auf rechtsverletzende Schädigung schließen meine Eigentumsrechte nicht mit ein. Das heißt: Ich habe kein Recht darauf, mein Eigentum in einer Weise zu verwenden, die die Rechte anderer verletzt und sie schwer schädigt. Und da ich kein Recht auf die schwere Schädigung anderer habe, darf ich daran gehindert werden, wenn ich in der Ausübung meiner Verfügungsrechte über mein Eigentum anderen Schaden zufüge.

Moralische Rechte können durch die Einwilligung der Rechtsträger*in außer Kraft gesetzt werden. Wenn Gerda Paul gegenüber einwilligt, er dürfe ihr Handy benutzen, setzt sie das Recht, das sie gegen Paul und alle anderen hat, nämlich, dass ihr Handy nicht ohne Einwilligung benutzt werden darf, für die von ihr definierte Handlung außer Kraft. Wenn sie z. B. darin einwilligt, dass Paul Anna anrufen darf, hat sie Paul gegenüber kein Recht mehr, ihm dies vorzuenthalten. Der Umfang oder Inhalt ihrer Einwilligung legt dabei auch fest, was genau Paul mit ihrem Handy tun darf: „Du darfst mein Handy benutzen, um einmal bei Anna anzurufen." Dasselbe gilt auch für die Verfügungsrechte, die wir über unseren Körper haben. Sie können von uns durch Einwilligung außer Kraft gesetzt werden. Das ist es, was wir tun, wenn wir in eine medizinische Behandlung, in sexuelle Handlungen oder in einen Haarschnitt einwilligen. Wir setzen Rechte über unseren Körper damit außer Kraft: das Recht, nicht ohne unsere Einwilligung medizinisch behandelt oder intim berührt zu werden. Und genau das tun wir auch, wenn wir in eine postmortale Organspende oder in eine Lebendorganspende einwilligen.

3.2 Das Recht auf körperliche Integrität

Wir haben ein Recht über unseren eigenen Körper. Dieses Recht wird gemeinhin als *Recht auf körperliche Integrität* bezeichnet, und seine Kernidee ist es, mich davor zu schützen, dass andere ohne meine Einwilligung von meinem Körper Gebrauch machen. Das heißt konkret: Eine medizinische Behandlung, in die ich nicht eingewilligt habe, stellt eine Körperverletzung dar, sexuelle Handlungen, in die ich nicht eingewilligt habe, sind entweder sexuelle Nötigung oder Vergewaltigung. Eine sexuelle Handlung, in die freiwillig eingewilligt wurde, ist keine sexuelle Nötigung und auch keine Vergewaltigung. Die Einwilligung macht aus diesen unerlaubten Handlungen erlaubte Handlungen (Hurd 1996).

Es ist nicht klar, ob gültige Einwilligungen alle Handlungen anderer, die meinen Körper betreffen, in erlaubte Handlungen verwandeln. Meiner Ansicht nach gibt es Rechte über unseren Körper, die wir nicht außer Kraft setzen können: So können wir unser Recht über unseren ganzen Körper nicht an andere transferieren. Man darf den Körper also nicht verkaufen. Hier und möglicherweise auch noch an anderen Orten haben Einwilligungen moralische Grenzen. Das Thema kann hier aber nicht vertieft behandelt werden (vgl. dazu Schaber 2020).

Verschiedene Rechte, die wir über unseren Körper haben, können also durch Einwilligungen außer Kraft gesetzt und die Handlungen, in die eingewilligt wird, in erlaubte verwandelt werden. So ‚verwandelt' meine Einwilligung in eine medizinische Behandlung diese in einen zulässigen Körpereingriff, und die Einwilligung in intime Berührungen ‚verwandelt' diese in moralisch zulässige sexuelle Handlungen. Weil wir ein Recht auf körperliche Integrität haben, sind Zugriffe auf den Körper demnach einwilligungspflichtig. Das gilt jedenfalls mit Blick auf unseren lebendigen Körper. Aber gilt es auch für den toten Körper? Ist das Recht auf körperliche Integrität ein Recht über den lebendigen wie zugleich auch über den toten Körper?

Für eine positive Antwort auf diese Frage spricht der Umstand, dass nicht nur der lebendige, sondern auch der tote Körper *mein* Körper ist (Wilkinson 2011, 44). Die Rechte, die ich über den toten Körper habe, so könnte man deshalb argumentieren, sind dieselben Rechte, wie die Rechte, die ich über meinen lebendigen Körper habe. Und das heißt zugleich: Ich kann auch diese Rechte durch meine Einwilligung außer Kraft setzen.

Hier zeigt sich jedoch ein Problem, denn im Unterschied zur lebenden Person ist die tote Person nicht mehr in der Lage, ihre Rechte mittels Einwilligung außer Kraft zu setzen. Eine medizinische Behandlung ist bei einer lebenden Person erlaubt, wenn sie einwilligt. Die tote Person kann aber keine Einwilligungen mehr erteilen, und schon darum kann eine Organentnahme streng genommen auch nicht mit Einwilligung der toten Person durchgeführt werden. Entsprechend ist es allein die lebende Person, die in etwas einwilligen kann, das andere mit ihrem toten Körper tun. Wenn wir behaupten, dass eine Person Rechte über ihren toten Körper hat, heißt das folglich: Sie darf zu Lebzeiten darüber bestimmen, was andere mit ihrem toten Körper tun dürfen. Auf diese Weise ließe sich das Recht über den toten Körper als Teil des Rechts auf körperliche Integrität betrachten: Die lebende Person hat dieselben Rechte über ihren lebendigen wie über ihren toten Körper. In diesem Sinne schreibt die Nationale Ethikkommission im Humanbereich der Schweiz (NEK):

> „Artikel 10 Absatz 2 BV schützt […] die körperliche Integrität sowie das Recht über Eingriffe in den eigenen Körper zu bestimmen. Postmortale Organentnahmen […] wie auch die mit ihnen verbundenen vorbereitenden medizinischen Massnahmen [greifen, P.S.] in das Recht auf Selbstbestimmung über den eigenen Körper ein" (Nationale Ethikkommission 2019, 19).

Es geht bei diesem Recht nach Auffassung der Nationalen Ethikkommission um den „Schutz der eigenen Identität, welcher über den Tod hinausreicht. Dieser Schutz umfasst auch das Recht, über das Schicksal des eigenen Körpers nach dem Tode zu befinden (körperbezogenes Selbst-bestimmungsrecht oder positives Selbstbestimmungsrecht) und zu Lebzeiten verbindliche Anordnungen für den eigenen Todesfall zu treffen" (Nationale Ethikkommission 2019, 19). Hier geht es um juridische Rechte auf körper-liche Integrität. Juridische Rechte werden im Unterschied zu moralischen Rechten vom Staat durchgesetzt. Doch das, was hier gesagt wird, lässt sich durchaus auf das moralische Recht auf körperliche Integrität übertragen. Das Recht auf körperliche Integrität wäre demnach ein Kontrollrecht über den lebendigen und zugleich über den toten Körper.

3.3   Unterschiedliche Schutzobjekte

Dieter Birnbacher meint, dass das Selbstbestimmungsrecht über den toten Körper weniger gewichtig ist als das Selbstbestimmungsrecht über den lebendigen Körper. Er schreibt:

> „Grundsätzlich muss das Selbstbestimmungsrecht in Bezug auf Situationen nach der eigenen Lebenszeit als normativ weniger gravierend gelten als das Selbstbestimmungsrecht in Bezug auf Situationen während der eigenen Lebenszeit. Begründet ist das in dem überwiegend sehr viel ausgeprägteren Interesse, während unserer Lebenszeit von Eingriffen gegen unseren Willen verschont zu bleiben" (Birnbacher 2018, 131).

Ich bin diesbezüglich anderer Ansicht. Das Selbstbestimmungsrecht über den toten Körper unterscheidet sich von demjenigen über den lebendigen Körper nicht nur im Blick auf sein normatives Gewicht, sondern auch im Blick auf seinen Gegenstand. Das Recht, das wir über den toten Körper haben, ist nicht Teil unseres Rechts auf körperliche Integrität. Es handelt sich vielmehr um ein davon unterschiedenes Recht. Denn: Rechte schützen Interessen und den Willen von Personen. Da mit dem Recht auf körperliche Integrität und dem Recht über den toten Körper aber unterschiedliche Dinge geschützt werden, handelt es sich um voneinander unterschiedene Rechte. Betrachten wir das genauer. Das Recht auf körperliche Integrität schützt ein Kontrollinteresse: Teil meines Rechts auf körperliche Integrität ist mein Recht, dass nicht jemand ohne meine Einwilligung Sex mit mir hat. Dieses Recht schützt mein Interesse zu kontrollieren, was andere mit meinem Körper tun dürfen. Das Recht schützt nicht das Interesse, mit anderen keinen Sex zu haben.

Ein solches Interesse habe ich gar nicht. Ich habe aber ein Interesse, dass andere nicht *ohne meine Einwilligung* Sex mit mir haben. Dieses Interesse wird durch ein Recht geschützt. Das Recht auf körperliche Integrität schützt mein Interesse, dass andere nicht ohne meine Einwilligung von meinem Körper Gebrauch machen, und weil ich entsprechende Rechte habe, sind sexuelle, medizinische wie auch kosmetische Zugriffe auf meinen Körper einwilligungspflichtig.

Das Recht auf körperliche Integrität schützt dabei im Übrigen nicht allein mein Interesse, von Dritten nicht physisch und psychisch *verletzt* zu werden. Es bewahrt mich im Idealfall auch vor Zugriffen auf meinen Körper, die mir keinerlei Schaden zufügen. Der britische Philosoph David Archard schildert den Fall eines Krankenpflegers, der einer Patientin, während diese schläft, ohne deren Einwilligung eine Speichelprobe entnimmt (Archard 2008, 19). Dieser Eingriff ist minimalinvasiv und hat keine schädigende Wirkung, dennoch stellt er – vor dem Hintergrund des Rechts der Patientin auf körperliche Integrität – wie Archard zu Recht meint, ein Unrecht dar. Denn die Entnahme einer Speichelprobe mag zwar völlig harmlos sein, aber sie darf dennoch nicht ohne Einwilligung der Patientin durchgeführt werden. Der Krankenpfleger hat, so kann man sagen, das Kontrollinteresse der Patientin missachtet. Es ist dieses Interesse, das das Recht auf körperliche Integrität schützt. Wir sollen selbst bestimmen können, ob Zugriffe anderer auf unseren Körper zulässig oder unzulässig sind. Sie sind zulässig, wenn wir einwilligen, und unzulässig, wenn wir unsere Einwilligung nicht erteilt haben. Die amerikanische Philosophin Judith J. Thomson hat diesen Gedanken anschaulich gemacht, indem sie den Körper mit einem Territorium verglichen hat. In dieses Gebiet ohne Einwilligung einzudringen, stellt eine unzulässige Grenzüberschreitung dar. Mein Körper ist, im Bild gesprochen, das Territorium, über das ich normativ bestimmen kann. Ich allein kontrolliere und entscheide, wer Zugang haben soll und wer nicht. Wenn ich eine andere Person ohne ihre Einwilligung küsse oder sie tätowiere, verletze ich nach Thomson das durch ein Recht geschützte Interesse, ihr körperliches Territorium normativ kontrollieren zu können (Thomson 1990, 208–211).

3.4   Das Recht über den toten Körper

Ich habe oben gesagt, dass das Recht auf körperliche Integrität, d. h. das Recht über den lebendigen Körper, etwas anderes schützt als das Recht über den toten Körper. Das lässt sich jetzt konkreter fassen. Das Recht über den toten Körper schützt, so meine These, kein Kontroll-interesse, da die hirntote Person kein entsprechendes Interesse mehr hat. Hirntote Menschen haben keine Interessen mehr. Interessen haben nur lebende Menschen. Das Recht über den toten Körper schützt daher etwas anderes, und zwar den Willen der noch lebenden Person, der den toten Körper zum Gegenstand hat. Diesen Willen zu achten, ist Teil des Respekts, den wir autonomen Personen schulden. Das klingt komplizierter als es ist. Ein solcher Wille liegt beispielsweise vor, wenn die noch lebende Person beispielsweise im Fall ihres Todes ein-geäschert werden möchte – oder eben nicht. Ein solcher Wille liegt auch vor, wenn die noch lebende Person im Fall ihres Hirntods die eigenen Organe spenden will – oder eben nicht. Es ist diese Art von Willen (und nicht ein ent-sprechendes Kontrollinteresse der verstorbenen Person), den das Recht über den toten Körper schützt. Wenn eine Person im Fall ihres Todes eingeäschert werden will, sollte sie nach Möglichkeit eingeäschert werden – sofern keine gewichtigen moralischen Gründe vorliegen, die dagegensprechen, dem Willen der lebenden Person nachzukommen. Ich rede hier bewusst vom Willen und nicht von einem Interesse, weil gegen den Willen der lebenden Person nach ihrem Tod zu handeln, für sie selbst keine negativen Konsequenzen hat. Insofern schadet es ihr nicht, gegen ihren zu Lebzeiten geäußerten Willen zu handeln. Es tut ihr vielmehr Unrecht. Man tut der Person, die eingeäschert werden will, Unrecht, wenn man sie nach ihrem Tod nicht einäschert und keine moralischen Gründe vorliegen, die dagegensprechen, das zu tun. Das wäre z. B. der Fall, wenn jemand möchte, dass er jeden Tag wieder ausgegraben und beerdigt wird. Ein solcher sich auf den toten Körper beziehender Wille wäre nicht bindend für andere Menschen (dazu auch Richards 2012, 160).

Allgemeiner formuliert: Man fügt Menschen postmortal Unrecht zu, wenn sie einen Willen haben, der sich auf ihren toten Körper bezieht, und man diesen Willen nach ihrem Tod missachtet. Es ist natürlich ebenso gut möglich, dass Menschen Vorgängen, die ihren toten Körper betreffen, indifferent gegenüberstehen. Manche sind im Hinblick auf die Frage, wie sie bestattet werden sollen, gänzlich leidenschaftslos. Ihnen tut man kein Unrecht, ob man sie nun z. B. einäschert oder nicht. Das Recht über den toten Körper schützt also nur den Willen der noch lebenden Person, und dieser Wille muss vorliegen und darf die Rechte anderer nicht beeinträchtigen, um durch das Recht geschützt werden zu können.

3.5   Das Recht über die Organe des toten Körpers

Der Wille der lebenden Person kann, wie wir schon gesehen haben, auch die postmortale Organentnahme zum Gegenstand haben. Es kann sein, dass eine Person zu Lebzeiten deutlich macht, dass eine Organentnahme nach ihrem Tod nicht ihrem Willen entspricht. In dem Fall tut man ihr Unrecht, wenn man ihre Organe postmortal entnimmt, denn das Recht über die Organe des toten Körpers schützt den zu Lebzeiten geäußerten Willen. Man kann einer Person im Blick auf die postmortale Organentnahme also nur dann Unrecht tun, wenn man gegen den Willen der Person deren Organe entnimmt. Wer hingegen, etwa mit einem Organspendeausweis, zu Lebzeiten zum Ausdruck bringt, dass er bereit ist, seine Organe postmortal zur Verfügung zu stellen, erteilt eine entsprechende Erlaubnis. Das heißt nicht, dass andere verpflichtet sind, seine Organe zu entnehmen. Sie *dürfen,* aber sie müssen nicht dem geäußerten Willen entsprechend handeln. Das ist der Punkt von Einwilligungen: Sie erzeugen keine Gebote, sondern Erlaubnisse. Wenn ich einer Kollegin erlaube, mein Handy zu benutzen, darf sie das tun, aber sie ist nicht dazu verpflichtet. Wenn sie darauf verzichtet, tut sie mir kein Unrecht. Das wäre nur dann der Fall, wenn sie mein Handy ohne meine Einwilligung benutzt. Analoges gilt im Fall der Organentnahme: Wer entgegen dem zu Lebzeiten geäußerten Willen einer Person deren Organe posthum entnimmt, tut der Person Unrecht. Das gilt aber nicht, wenn die Organe *nicht* entnommen werden, obwohl die Person sich zu Lebzeiten damit einverstanden erklärt hat.

Das Recht über die Organe des toten Körpers schützt den Willen, dass Organe nicht entnommen werden.

Deshalb sollte man das Recht über die Organe des toten Körpers als ein Recht verstehen, das dann verletzt wird, wenn man mir gegen meinen Willen postmortal Organe entnimmt. Wenn ich hingegen keinen solchen negativen Willen habe, ich der postmortalen Organentnahme positiv oder indifferent gegenüberstehe, dann stellt die Organentnahme kein Unrecht dar. Das verhält sich anders beim Recht über den lebenden Körper. Ich habe ein Interesse, kontrollieren zu können, was andere mit meinem Körper tun dürfen. Sie tun mir Unrecht, wenn sie ohne meine Einwilligung von meinem Körper Gebrauch machen. Und sie tun mir natürlich auch Unrecht, wenn sie das gegen meinen Willen tun. Etwas ohne meine Einwilligung und gegen meinen Willen zu tun, sind allerdings unterschiedliche Dinge. Betrachten wir folgendes Beispiel: Wenn ich Paul zu meiner Geburtstagsparty einlade, willige ich ein, dass er zu mir kommt. Ich hoffe allerdings, dass er nicht kommt, da ich ihn nicht mag und froh wäre, er würde die Einladung ausschlagen. Ich lade ihn bloß aus Gründen der Höflichkeit ein. Wenn ich einwillige, darf er mein Haus betreten – auch wenn ich das nicht will. Meine Einwilligung erteilt ihm die Erlaubnis, das zu tun. Die postmortale Organentnahme ist nun eine Handlung, die nicht *gegen meinen Willen* ausgeführt werden darf. Das Recht über meine toten Organe schützt meinen möglichen Willen, dass mir postmortal keine Organe entnommen werden, jedoch kein Kontrollinteresse wie das Recht über den lebenden Körper. Um die Organentnahme ausführen zu dürfen, sind die anderen demnach nicht auf meine Einwilligung angewiesen. Sie dürfen sie ausführen, wenn sie damit nicht gegen meinen Willen handeln. Die Erlaubnis, welche die anderen haben, ist hier nicht abhängig von meiner Einwilligung, sondern davon, ob damit meinem Willen zuwidergehandelt wird. Sie haben demnach die entsprechende Erlaubnis, solange sie damit nicht gegen meinen Willen handeln.

Betrachten wir zur Veranschaulichung noch ein anderes Beispiel: Mitarbeiter*innen einer Firma arbeiten in einem Großraumbüro. Es gilt die Regel, dass man sich mit anderen unterhalten darf, solange niemand Einspruch dagegen erhebt. Sobald jemand das jedoch tut, weil er sich gestört fühlt oder aus anderen Gründen, sind Unterhaltungen nicht mehr erlaubt. Die Erlaubnis, sich zu unterhalten, wird in einem solchen Fall nicht durch eine explizite Einwilligung, sondern durch die Abwesenheit eines Widerspruchs erteilt. Ebenso wird für die Organentnahme keine explizite Einwilligung benötigt, sondern es ist der zu Lebzeiten formulierte Widerspruch – der den Willen der Person, ausdrückt, seine Organe nicht spenden zu wollen –, der eine Organentnahme verhindert.

3.6   Kein Recht über die Organe des toten Körpers?

Ich habe bisher die Position vertreten, dass Menschen nicht nur ein Recht über ihren lebenden, sondern auch ein Recht über ihren toten Körper haben, wobei es sich meiner Ansicht nach um zwei verschiedene Rechte handelt. Die britische Moralphilosophin Cécile Fabre sieht das anders. Sie meint, dass Menschen über die Organe ihres toten Körpers keinerlei Rechte haben, und schildert folgenden Fall (Fabre 2006, 86): John möchte in der Erde am Ufer eines Flusses beerdigt werden. Aufgrund einer schweren Erkrankung musste er sich jedoch vor seinem Tod einer Strahlentherapie unterziehen. Die Folge ist, dass sein verwesender Körper das Grundwasser verschmutzen und damit die Gesundheit der in der Nähe wohnenden

Menschen gefährden könnte. Das Problem ließe sich vermeiden, wenn Johns Leichnam eingeäschert würde, was allerdings seinem zu Lebzeiten unmissverständlich geäußerten Willen widerspräche. Cécile Fabre meint nun, dass Johns Wille in diesem Fall missachtet und sein Leichnam eingeäschert werden darf, um viele Menschen vor großem Schaden zu bewahren. So vorzugehen, würde niemandes Recht verletzt, denn: Niemand hat ein Recht darauf, von seinem Körper in einer Weise Gebrauch zu machen, die anderen Menschen schweren Schaden zufügt.

Wenn das richtig ist, dann gilt nach Fabre zugleich, dass man kein Recht über die Organe des toten Körpers hat. Wer beispielsweise eine Organspende verweigert, würde von seinem Körper in einer Weise Gebrauch machen, die für andere Menschen mit großen Nachteilen verbunden wäre. Angesichts des Schadens, der anderen entsteht, lässt sich, so Fabre, ein Recht über die Organe des toten Körpers, und das heißt: ein Recht darüber, was mit ihnen postmortal gemacht wird, nicht rechtfertigen:

> „Angesichts des Schadens der den medizinisch Hilfsbedürftigen entstehen würde, wenn wir entscheiden, unsere Organe zurückzuhalten, lässt sich, wie ich glaube, ein Recht, unsere persönliche Integrität zu bewahren, wenn wir das möchten, nicht verteidigen" (Fabre 2006, 86; Übers. PS).

Sollten wir diese Ansicht teilen? Ich denke nicht, und das aus folgendem Grund: Postmortal keine Organe zu spenden, würde anderen Menschen zwar große Vorteile vorenthalten, sie aber nicht aktiv schädigen. Fabres Beispiel von John, der sich nicht einäschern lassen will und die Gesundheit vieler Menschen gefährden würde, wenn man seinen Willen umsetzt, ist hingegen ein Beispiel einer aktiven Schädigung anderer Personen (sein verseuchter

Körper würde das Grundwasser vergiften und Menschen direkt schädigen). Dazu hat man in der Tat kein Recht, und deshalb dürfte man Johns Willen auch mit gutem Gewissen missachten.

Anderen Menschen keine Organe zu spenden, wäre hingegen kein Akt aktiver Schädigung. Es käme eher einer unterlassenen Hilfeleistung gleich und ist insofern anders zu bewerten. Uns zwingen zu dürfen, anderen Vorteile nicht vorzuenthalten, bedarf gewichtigerer Gründe als uns zwingen zu dürfen, andere nicht zu schädigen. Ich glaube nicht, dass die erforderlichen Gründe im Fall der Organspende vorliegen. Das ist meiner Ansicht nach deshalb nicht der Fall, weil die Organentnahme einen massiven Eingriff in unseren Körper darstellt. Der Hirntod ist das Ende unserer mentalen Existenz, aber nicht das Ende der Existenz unseres Körpers. Bei unserem Körper handelt es sich – anders als Fabre meint – nicht um eine Ressource, die allen Bedürftigen zur freien Verfügung steht, sondern um *meinen* Körper. Wir sind, so habe ich in Kap. 2 argumentiert, moralisch verpflichtet, uns bereit zu erklären, unsere Organe postmortal zu spenden. Wir dürfen dazu aber nicht gezwungen werden (es handelt sich also um eine nicht-erzwingbare moralische Pflicht).

4

Zustimmungs- oder Widerspruchslösung?

In den vorangehenden Kapiteln habe ich mich mit der moralischen Pflicht zur Organspende beschäftigt und mit der Frage, was genau es heißt, ein moralisches Recht über den eigenen Körper zu haben. Dabei ist deutlich geworden, dass es eine *moralische Pflicht* gibt, sich bereit zu erklären, seine Organe postmortal zur Verfügung zu stellen. Es wurde auch dafür argumentiert, das Recht über den lebenden Körper vom Recht über den toten Körper zu unterscheiden. Das Recht über den lebenden Körper schützt das Interesse der lebenden Person, kontrollieren zu können, was andere mit meinem Körper tun dürfen. Das Recht über den toten Körper schützt den Willen der noch lebenden Person, der den toten Körper zum Gegenstand hat. Dementsprechend wird das Recht über den lebenden Körper verletzt, wenn von ihm ohne Einwilligung der betroffenen Person Gebrauch gemacht wird. Das Recht über den toten Körper wird wiederum dann verletzt, wenn andere ihn in einer Weise behandeln, die nicht dem Willen der noch lebenden Person entspricht.

In diesem Kapitel geht es nun um die Frage, wie die Organspende aus ethischer Sicht geregelt werden sollte. Unter welchen Bedingungen also dürfen einem hirn-toten Menschen postmortal Organe entnommen werden? Zunächst ist festzuhalten, dass die postmortale Organ-spende in verschiedenen Ländern gesetzlich unter-schiedlich geregelt ist. In einigen Ländern wie z. B. in Deutschland und in der Schweiz gilt rechtlich die sogenannte Zustimmungslösung; in anderen, wie z. B. in Österreich oder Belgien, hat man die sogenannte Wider-spruchslösung vereinbart. Was ist damit jeweils gemeint? Die *Zustimmungslösung* besagt im Kern Folgendes: Organe dürfen postmortal nur entnommen werden, wenn die betroffene Person zu Lebzeiten einer Organ-entnahme – frei und informiert – zugestimmt hat. Der *Widerspruchslösung* zufolge ist es für die Legitimi-tät der Organentnahme hingegen ausreichend, wenn die betroffene Person sich zu Lebzeiten *nicht klar dagegen* ausgesprochen hat. Zu ergänzen ist, dass man in Ländern mit Zustimmungslösung die sogenannte *erweiterte Zustimmungslösung* anwendet, wonach zusätzlich auch die Angehörigen der Spender*innen in den Entscheidungs-findungsprozess miteinbezogen werden.

Auch aus ethischer Sicht ist umstritten, welche dieser rechtlichen Regelungen zu bevorzugen ist. Ich werde nachfolgend die Gründe, die für und gegen die unter-schiedlichen Lösungsmodelle sprechen, erläutern und diskutieren und schließlich für eine dritte Möglichkeit argumentieren, die eine Variante der Widerspruchslösung darstellt. Sie wird als *Erklärungslösung* bezeichnet.

4.1   Die Zustimmungslösung

Betrachten wir zunächst die Zustimmungslösung, von der es zwei verschiedene Varianten gibt: eine *enge* und eine *erweiterte.* Der *engen Zustimmungslösung* zufolge dürfen einer verstorbenen Person nur dann zum Zweck der Transplantation Organe entnommen werden, wenn sie dem zu Lebzeiten explizit zugestimmt hat. Nach der *erweiterten Zustimmungslösung* ist es hingegen zulässig, einer verstorbenen Person Organe zu entnehmen, wenn eine der folgenden drei Bedingungen erfüllt ist: (a) Die verstorbene Person hat der Organentnahme explizit zugestimmt, (b) den Angehörigen ist bekannt, dass die verstorbene Person die Organspende befürwortet hat, und sie willigen in die Spende ein, oder (c) die Angehörigen willigen im Rekurs auf den mutmaßlichen Willen der verstorbenen Person in die Organspende ein, also weil sie glauben, dass die betreffende Person eingewilligt hätte (vgl. dazu auch NEK 2019, 4). Vorausgesetzt ist natürlich im Fall (c), dass die Person zu Lebzeiten der Organentnahme zu Transplantationszwecken nicht ausdrücklich widersprochen hat. In denjenigen Ländern, in denen das Zustimmungsmodell gilt, wird in der Regel die erweiterte Zustimmungslösung angewendet: Eine Organentnahme darf durchgeführt werden, wenn die Angehörigen einwilligen. Die Angehörigen werden hier darüber hinaus noch in einer anderen Weise in den Entscheidungsprozess einbezogen. Wenn sie sich gegen eine Organentnahme aussprechen, werden die Organe nicht entnommen, selbst wenn sich die verstorbene Person zu Lebzeiten dafür ausgesprochen hat. Ich werde im nächsten Kapitel ausführlicher auf diesen Punkt zu sprechen kommen.

In Deutschland gilt seit dem 1. November 2012 eine Sonderform der erweiterten Zustimmungslösung. Sie wird als „Entscheidungslösung" bezeichnet (Gerber/ Sager/Rüefli 2019, 7) und sieht folgendermaßen aus: Alle Bürger*innen erhalten von den Krankenkassen Informationsmaterialien zur Organspende und ein Organspendeausweisformular. Auf diese Weise soll sichergestellt werden, das allen eine möglichst informierte Entscheidung möglich ist. Es gibt jedoch für die Bürger*innen keinerlei Verpflichtung, ihren Willen zu äußern. Wer das tun will, hat drei Möglichkeiten: (a) man kann in die Spende aller oder bestimmter Organe einwilligen, (b) ihr widersprechen oder (c) die Entscheidung darüber auf bestimmte, namentlich zu nennenden Personen übertragen (vgl. Gerber/Sager/Rüefli 2019, 8).

Welche Gründe sprechen nun aus ethischer Sicht für das Zustimmungsmodell in einer seiner beiden Varianten? Die Nationale Ethikkommission im Bereich der Humanmedizin der Schweiz (NEK) schreibt dazu in ihrer Stellungnahme zur Organspende:

> „Im Bereich der postmortalen Organentnahme werden die Persönlichkeitsrechte am besten durch eine enge Zustimmungsregelung gewahrt, welche für eine Organentnahme in jedem Fall die Einwilligung der betroffenen Person zu Lebzeiten voraussetzt. Die erweiterte Zustimmungsregelung […] und umso mehr alle Formen einer Widerspruchslösung greifen demgegenüber in die Persönlichkeitsrechte der Spenderin oder des Spenders ein" (NEK 2019, 19).

Die Nationale Ethikkommission argumentiert, dass ein umfassender Schutz der Identität jeder Person gefordert sei, „welcher über den Tod hinausreicht" (NEK 2019, 19). Dieser Schutz umfasse auch „das Recht, über das Schicksal des eigenen Körpers nach dem Tode zu befinden (körperbezogenes Selbstbestimmungsrecht oder positives

Selbstbestimmungsrecht) und zu Lebzeiten verbindliche Anordnungen für den eigenen Todesfall zu treffen" (NEK 2019, 19).

Das Selbstbestimmungsrecht, das Menschen haben, schließt dieser Auffassung nach ein Recht über den toten Körper ein, und das enge Zustimmungsmodell scheint diesem Selbstbestimmungsrecht am besten Rechnung zu tragen.

Das trifft in der Tat zu, wenn man das Selbstbestimmungsrecht als ein Recht darauf versteht, dass einer Person nicht ohne ihre explizite Einwilligung postmortal Organe entnommen werden dürfen: Wenn das Selbstbestimmungsrecht nur durch explizite Einwilligung außer Kraft gesetzt werden kann, wird einer Person Unrecht getan, wenn man ihr ohne ihre Einwilligung Organe entnimmt, um sie anderen Menschen zu transplantieren. Diesem Verständnis zufolge ist das Selbstbestimmungsrecht über den toten Körper ein Teil unseres Rechts auf körperliche Integrität. Wer davon ausgeht, sollte die enge Zustimmungslösung für die einzige richtige Lösung halten. Entsprechend vertritt die Nationale Ethikkommission die Ansicht, dass die erweiterte Zustimmungslösung (Zustimmung durch Angehörige) und noch mehr die Widerspruchslösung in unzulässiger Weise in das Selbstbestimmungsrecht der Spender*in eingreifen.

Wenn die explizite Einwilligung in die Organentnahme für eine angemessene Ausübung des Rechts über den toten Körper erforderlich ist, reicht die Einwilligung der Angehörigen nicht aus, um eine postmortale Organentnahme erlaubt zu machen. Eine postmortale Organentnahme kann dann nur erlaubt sein, wenn die verstorbene Person zu Lebzeiten eingewilligt oder die Angehörigen autorisiert hat, in ihrem Namen über eine postmortale Organentnahme zu entscheiden. Die erweiterte

Zustimmungslösung, der zufolge es ausreichend ist, wenn die Angehörigen die Erlaubnis zur Organentnahme geben, lässt sich nur rechtfertigen, wenn man eine explizite Einwilligung der verstorbenen Person nicht für moralisch erforderlich hält. Das wiederum setzt voraus, dass das Selbstbestimmungsrecht über den toten Körper nicht als Teil des Rechts auf körperliche Integrität verstanden wird. Denn wenn das Recht über den eigenen toten Körper Teil unseres Rechts auf körperliche Integrität ist, kann eine postmortale Organentnahme nur unter zwei Bedingungen erlaubt sein: (a) die verstorbene Person hat zu Lebzeiten eingewilligt, oder (b) die verstorbene Person hat zu Lebzeiten ihr Recht über ihren toten Körper an Angehörige oder Dritte transferiert und diese damit autorisiert, an ihrer Stelle über die Organentnahme zu entscheiden.

Sehen wir uns die zentrale These der Nationalen Ethikkommission etwas genauer an, wonach die Zustimmungslösung dem Recht von Personen über ihren eigenen Körper am besten Rechnung trägt. Ist das richtig und ist folglich die (enge) Zustimmungslösung das aus ethischer Sicht einzig akzeptable Verfahren? Betrachten wir zunächst einen Einwand, der in der öffentlichen Diskussion gegen die Zustimmungslösung vorgebracht wird. Behauptet wird, dass die Zustimmungslösung ein grundlegendes Problem nicht beseitigen kann, nämlich das drängende Problem der Organknappheit (vgl. Weiss/Immer 2018). Es ist allgemeinen bekannt, dass es – gemessen am bestehenden Bedarf – deutlich zu wenig Spenderorgane gibt. Viele Menschen sterben an Organversagen, während sie auf ein Spenderorgan warten. Um dieses Problem zu beheben oder wenigstens zu entschärfen, sollte man – so das Argument – die geltende Zustimmungs- durch eine Widerspruchslösung ersetzen.

Was ist von diesem Argument zu halten? Spricht die Organknappheit bzw. die Notwendigkeit, sie zu beseitigen, gegen die Zustimmungslösung? Zunächst ist empirisch umstritten, ob die Einführung einer Widerspruchlösung tatsächlich zu einem Anstieg an verfügbaren Spenderorganen führen würde. Ich werde im nächsten Abschnitt (4.2.) auf diesen Punkt ausführlich zu sprechen kommen. Doch selbst wenn die Widerspruchslösung die Zahl der Spenderorgane erhöhen würde, wäre das nur dann ein Grund, der gegen die Zustimmungslösung spricht, wenn die Widerspruchlösung darüber hinaus mit unserem Selbstbestimmungsrecht über den toten Körper vereinbar wäre. Doch das ist nach Ansicht beispielsweise der Nationalen Ethikkommission fraglich. Denn wenn das Selbstbestimmungsrecht über unseren toten Körper Teil des Rechts auf körperliche Integrität ist, würde mit der Widerspruchslösung das Selbstbestimmungsrecht über unseren Körper verletzt. Und das wäre Grund genug, sie abzulehnen. Die Frage, die in der Diskussion über die Angemessenheit der Zustimmungslösung leitend sein sollte, lautet daher nicht: Erhöht die Zustimmungslösung die Organknappheit?, sondern: Trägt die Zustimmungslösung unserem Selbstbestimmungsrecht über unseren toten Körper am besten Rechnung? Eben das behauptet nicht nur die Nationale Ethikkommission.

Wie ich oben dargestellt habe, ist das Recht, das wir über unseren toten Körper haben, meines Erachtens kein Teil unseres Rechts auf körperliche Integrität. Das Recht über die Organe des toten Körpers, das uns hier besonders interessiert, ist ein Recht, das wir nicht durch unsere Einwilligung in die Organentnahme außer Kraft setzen müssen. Es ist ein Recht, das einen möglichen Willen der noch lebenden Person schützt. Dieses Recht wird verletzt, wenn gegen unseren Willen uns postmortal Organe entnommen werden. Es ist nicht die Zustimmungslösung, sondern – wie ich argumentieren werde – eine bestimmte

Version der Widerspruchslösung, die diesem Recht über unseren toten Körper am besten Rechnung trägt.

4.2 Die Widerspruchslösung: Einige Argumente

Der Widerspruchslösung zufolge dürfen Organe postmortal entnommen werden, wenn die verstorbene Person sich zu Lebzeiten nicht explizit dagegen ausgesprochen hat. Das schließt ein, dass die Person wusste, dass sie das hätte tun können. Wie oben gesagt, wird in der öffentlichen Diskussion für die Widerspruchslösung immer wieder das Argument vorgebracht, dass sich mit diesem Verfahren die Menge der zur Verfügung stehenden transplantierbaren Organe erhöhen lasse und in der Folge mehr medizinisch Hilfsbedürftigen geholfen werden könne (Weiss/Immer 2018). Die Widerspruchslösung ist nun, wie ich oben argumentiert habe, mit unserem Selbstbestimmungsrecht über den toten Körper kompatibel. Den Umstand, dass die Zahl der erwartbaren Spenderorgane erhöht wird, könnte man deshalb für einen zusätzlichen Grund halten, der aus ethischer Sicht für die Einführung einer Widerspruchslösung spricht.

Doch stehen durch die Widerspruchslösung tatsächlich mehr Organe für Transplantationszwecke zur Verfügung? Das ist keinesfalls klar. Empirische Untersuchungen zeigen dies jedenfalls nicht. Wie hoch die Organspenderate effektiv ist, hängt nämlich von verschiedenen Faktoren ab. Die Widerspruchslösung kann allenfalls *ein* möglicher Faktor sein, der hier wirksam wird. Die Autoren einer Studie über den Einfluss unterschiedlicher Modelle auf die Organspende stellen Folgendes fest:

„Insgesamt scheint es einen kausalen Zusammenhang zwischen Willensäusserungsmodell und Organspenderate zu geben, in jenem Sinne, dass die Widerspruchslösung ein kausaler Faktor unter anderen ist, welche die Spenderate erhöhen kann. Das Ausmass der Erhöhung der Organspenderate hängt jedoch von weiteren Faktoren ab […] Die Fallbeispiele verweisen zudem auf die Möglichkeit, dass im Fall eines tiefsitzenden Misstrauens gegenüber staatlichen Institutionen und bei ungeeigneten sozio-ökonomischen Rahmenbedingungen ein Systemwechsel einen gegenteiligen Effekt haben kann" (Christen/Baumann/Spitale 2018, 28).

Wichtig dabei ist dies: Bezieht man die Angehörigen auch bei der Widerspruchslösung in den Entscheidungsprozess über die Organentnahme ein, ist deren Einstellung zur Organspende von zentraler Bedeutung dafür, wie viele Organe letztlich zur Verfügung stehen. So schreiben die Autoren weiter:

„Sind Angehörige einer Organspende gegenüber prinzipiell negativ eingestellt, dürften sie sich eher an Äusserungen des Verstorbenen erinnern, die im Einklang mit dieser Einstellung sind" (Christen/Baumann/Spitale 2018, 29).

Das deutet bereits daraufhin, dass sich die Anzahl der Organe, die zu Transplantationszwecken zur Verfügung stehen, erhöhen würde, wenn man die Angehörigen nicht in den Entscheidungsprozess einbeziehen würde. In dem Fall wäre es zulässig, all denjenigen hirntoten Personen, die sich zu Lebzeiten nicht dagegen ausgesprochen haben, Organe zu Transplantationszwecken zu entnehmen, ohne die Angehörigen zu konsultieren. Es ist allerdings nicht klar, ob sich eine solche Praxis etablieren wird. Aus diesem Grund ist es auch unklar, ob die Spenderrate durch die Einführung der Widerspruchslösung gesteigert werden kann. So schreibt die Nationale Ethikkommission:

„Zentral für die Förderung der Organspenderate ist, die Angehörigen in den Entscheidungsprozess einzubinden. Dies trifft insbesondere dann zu, wenn eine erweiterte Widerspruchsregelung eingeführt werden soll. Obwohl es eine Vielzahl von Untersuchungen zu einzelnen Einflussfaktoren auf den Prozess der Willensbildung der Angehörigen gibt, fehlt derzeit eine schlüssige Untersuchung dazu, ob und wie das Modell der Einwilligung die Zustimmungsrate der Angehörigen beeinflusst. (3) Kulturelle und sozioökonomische Faktoren bilden wichtige Randbedingungen für ein Organspendewesen mit hohen Spenderaten. Bei diesbezüglich ungünstigen Voraussetzungen kann sich ein Wechsel von der Zustimmungs- zur Widerspruchsregelung negativ auf die Spenderate auswirken […] Wichtig für die Erhöhung der Spenderate sind zudem organisatorische Faktoren rund um die Prozesse der Identifizierung von Spenderinnen und Spendern und insbesondere der professionelle Umgang mit den Angehörigen" (NEK 2019, 15).

Damit sind wir erneut bei der Frage angelangt, was aus ethischer Sicht *für* die Widerspruchslösung spricht, also für die These, dass Organe auch dann entnommen werden dürfen, wenn keine explizite Einwilligung der hirntoten Spenderin vorliegt. Manche meinen, dass man das darf, weil sich der Umstand, dass eine Person sich zu Lebzeiten nicht zur Organspende geäußert hat, als *stillschweigende Einwilligung* interpretieren lässt. Tatsächlich zeigen entsprechende Umfragen, dass viele Menschen einer postmortalen Organspende positiv gegenüberstehen, ohne dass sie zu Lebzeiten explizit erklären, ihre Organe nach ihrem Tod zur Verfügung stellen zu wollen (Weiss/Immer 2018). Deshalb, so wird argumentiert, dürfe man in Fällen, in denen jemand sich zu Lebzeiten nicht explizit dagegen ausgesprochen hat, mit gutem Grund davon ausgehen, dass eine stillschweigende Einwilligung in die

Organspende vorliege (Weiss/Immer 2018, 138). Mit anderen Worten: Wer sich nicht explizit gegen eine postmortale Organspende ausgesprochen hat, ist bereit, seine Organe zu spenden. Eine Organentnahme ist dieser Auffassung zufolge also erlaubt, wenn man von einer *stillschweigenden Einwilligung* der betroffenen Person ausgehen kann. Und das, so die Überlegung, darf man genau dann tun, wenn jemand nicht widersprochen hat, denn: Wenn die Person eine Organspende abgelehnt hätte, hätte sie sich zu Lebzeiten entsprechend geäußert.

Doch kann man tatsächlich davon ausgehen, dass jemand stillschweigend in die Organspende einwilligt, nur weil er ihr zu Lebzeiten nicht explizit widerspricht? Meines Erachtens kann man das aus verschiedenen Gründen nicht tun. Betrachten wir zunächst, was unter stillschweigender Einwilligung zu verstehen ist. Eine solche Einwilligung wird nicht durch eine Handlung, sondern durch eine Unterlassung erteilt, nämlich dadurch, dass eine Person es unterlässt, sich zu äußern. Hier ein Beispiel: Die Leiterin einer Vorstandssitzung teilt den anwesenden Mitgliedern mit, dass morgen um 8 Uhr eine Sitzung stattfindet, sofern niemand dagegen Einspruch erhebt (vgl. Simmons 1979, 79–83). Wenn also das Vorstandsmitglied Paul keinen Einspruch erhebt, willigt er ein, die Sitzung morgen um 8 Uhr durchzuführen. Er hat seine Einwilligung gegeben, ohne einen kommunikativen Akt ausgeführt zu haben. Während explizite Einwilligungen durch kommunikative Akte erfolgen, gibt man seine stillschweigende Einwilligung dadurch, dass man schweigt bzw. es unterlässt, gegen ein Vorhaben Einspruch zu erheben.

Damit man von einer stillschweigenden Einwilligung sprechen kann, müssen jedoch – und das ist entscheidend – bestimmte Bedingungen erfüllt sein. Ich willige nämlich nicht in alles ein, wogegen ich keinen Einspruch erhebe.

So willige ich z. B. nicht stillschweigend ein, dass meine Kollegin mein Handy benutzt, sofern ich mich zuvor nicht laut und deutlich dagegen ausgesprochen habe.

Der amerikanische Philosoph John Simmons nennt fünf Bedingungen, die erfüllt sein müssen, um von einer stillschweigenden Einwilligung reden zu können:

> „(1) Die Situation muss so sein, dass es völlig klar ist, dass die Einwilligung angemessen ist und der einzelne sich dessen bewusst ist [...] (2) Es muss einen klaren und vernünftigen Zeitraum geben, innerhalb dessen Einwände und Dissens willkommen und angemessen sind [...] (3) Der Zeitpunkt, an dem Dissens nicht mehr akzeptabel ist, muss den potentiell Einwilligenden klar kommuniziert werden [...] (4) die Mittel, Dissens zum Ausdruck zu bringen, müssen vernünftig sein und (5) und die Folgen eines Dissens müssen dem potentiell Einwilligenden zumutbar sein" (Simmons 1979, 80; Übers. PS).

Diese Bedingungen sind nicht schon erfüllt, wenn eine Person sich zu Lebzeiten nicht explizit gegen eine postmortale Organspende ausgesprochen hat. Sie wären bestenfalls dann erfüllt, wenn der Person mitgeteilt würde (durch eine staatliche Behörde oder die Krankenkasse), dass davon ausgegangen wird, dass sie einwilligt, dass ihre Organe entnommen werden dürfen, sofern sie sich nicht innerhalb eines bestimmten Zeitraums gegen eine postmortale Organspende ausspricht. Dabei müsste zudem sichergestellt sein, dass die betroffene Person wirklich verstanden hat, worum es geht. Im Blick auf die staatliche Regelung der Organspende hieße das, dass alle Bürger*innen unmissverständlich darüber informiert würden, dass sie sich bis zu einem bestimmten späteren Zeitpunkt gegen die Organspende aussprechen müssen, da man ansonsten von ihrer stillschweigenden Einwilligung

ausgehen und die Organentnahme zulassen würde. Dazu
wäre es nicht ausreichend, jede und jeden einmalig zu
kontaktieren, denn Menschen könnten im Laufe der Zeit
ihre Einstellung zur Organspende ändern. Vielleicht war
Anna zum Zeitpunkt der ersten Befragung der Organspende gegenüber positiv eingestellt. Inzwischen ist sie
anderer Meinung und lehnt die Transplantationsmedizin
ab. Obwohl sie damals keinen Einspruch gegen die postmortale Organentnahme erhoben hat, kann nun von
einer stillschweigenden Einwilligung in die Organspende
definitiv nicht mehr die Rede sein. Würde sie nicht mehr
kontaktiert werden, ginge man fälschlicherweise davon
aus, dass Anna stillschweigend in die postmortale Organspende einwilligt. Vielleicht ist für sie die postmortale Entnahme ihrer Organe inzwischen keine Option mehr. Man
müsste die Bürger*innen also eigentlich regelmäßig darauf
hinweisen, dass sie in die Organspende einwilligen, wenn
sie nicht explizit Einspruch erheben. Nur dann wären die
oben genannten Bedingungen erfüllt, die es rechtfertigen
würden von einer stillschweigenden Einwilligung Annas
zu reden.

4.3 Was für die Widerspruchslösung spricht

Wir haben nun gesehen, dass es nicht die mögliche
Erhöhung der Spenderorgane ist, die für die Widerspruchslösung spricht – selbst wenn eine solche Erhöhung
erwartbar wäre. Auch das Konzept der stillschweigenden
Einwilligung lässt sich nicht für die Widerspruchslösung
fruchtbar machen. Was für die Widerspruchslösung
spricht, ist vielmehr dies: Das Recht über die Organe
des toten Körpers ist, wie ich oben argumentiert habe,

ein Recht, das den Willen der lebenden Person schützt. Organe dürfen postmortal entnommen werden, wenn damit nicht gegen deren Willen gehandelt wird. Das ist jedoch nicht mit der Einwilligung zu verwechseln. Wer die postmortale Organspende nicht ablehnt, hat nicht schon dadurch eingewilligt. Er oder sie hat schlicht nichts gegen die Organspende. Wenn ich im Beispiel oben nichts dagegen habe, dass sich die Kolleg*innen im Großraumbüro unterhalten, habe ich damit jedoch nicht eingewilligt, dass sie sich unterhalten. Sie handeln zwar nicht gegen meinen Willen, wenn sie sich unterhalten. Ich habe aber auch nicht explizit darin eingewilligt, dass sie das tun. Sie benötigen meine Einwilligung auch nicht. In gleicher Weise ist die Organentnahme nicht deshalb erlaubt, weil ich stillschweigend oder explizit eingewilligt habe. Sie ist vielmehr deshalb erlaubt, weil oder sofern damit nicht gegen meinen Willen gehandelt wird.

4.4   Die Erklärungslösung

Hier ergibt sich jedoch folgendes Problem: Paul stirbt. Er stand der Transplantation von Organen Zeit seines Lebens sehr kritisch gegenüber und wäre nie auf die Idee gekommen, selbst Organe zu spenden. Er hat sich dazu aber nie geäußert, weder den ihm Nahestehenden noch irgendeiner anderen Person gegenüber. Würde man dem hirntoten Paul Organe entnehmen, würde man gegen Pauls Willen handeln. Das sollte auch nach der Widerspruchslösung unzulässig sein. Denn es wird jemandem Unrecht getan, wenn gegen seinen Willen gehandelt wird (sofern dafür keine guten moralischen Gründe geltend gemacht werden können). Würde man Paul postmortal Organe entnehmen, würde man gegen seinen Willen handeln. Läuft man mit der Widerspruchslösung nicht Gefahr, Organe gegen den Willen der verstorbenen Person zu entnehmen?

Im Juni 2019 hat eine Abgeordnetengruppe des Deutschen Bundestags einen Gesetzentwurf eingereicht, der vorsieht, dass Bürger*innen bei der Erstellung eines Personalausweises aufgefordert werden, sich mit dem Thema der Organspende auseinanderzusetzen und eine entsprechende Erklärung abzugeben. Darüber hinaus sieht der Gesetzesentwurf vor, dass Hausärztinnen und Hausärzte ihre Patient*innen bei Bedarf alle zwei Jahre über die Organ- und Gewebespende beraten und ihnen empfehlen, ihren diesbezüglichen Willen in das Online-Register einzutragen (zum Gesetzentwurf vgl. auch Nationale Ethikkommission 2019, 27). Die Nationale Ethikkommission steht diesem Vorschlag positiv gegenüber. Sie schreibt: „Damit der Wille einer Person nach ihrem Tod zum Tragen kommen kann, ist eine geeignete Dokumentation desselben nötig" (NEK 2019, 27).

Um dem Recht, das wir über die Organe unseres toten Körpers haben, angemessen Rechnung zu tragen, könnte man das Verfahren auch vereinfachen. Man sollte die Bürger*innen regelmäßig darauf hinweisen, dass sie explizit Einspruch erheben sollten, wenn sie nicht möchten, dass ihnen postmortal Organe entnommen werden. Nicht alle müssen dann zur postmortalen Organspende Stellung beziehen, nur diejenigen, die eine postmortale Organentnahme verhindern möchten. Denjenigen, die nicht widersprechen, dürften ihre Organe entnommen werden. Nun ergibt sich aber folgendes Problem: Man kann nämlich nicht davon ausgehen, dass alle, die keine Organe spenden wollen, trotz der auf die Widerspruchslösung erfolgten Hinweise ihren negativen Willen explizit machen würden. Man könnte sie auch nicht dazu zwingen. Es gehört zum Selbstbestimmungsrecht von

Menschen, die entsprechende Auskunft zu verweigern (so auch NEK 2019, 28) bzw. sich überhaupt zu weigern, über die Frage auch nur nachzudenken. Was soll man in solchen Fällen tun?

Wenn eine Person ihre Ablehnung der Organspende nicht zum Ausdruck bringt, sollten die Angehörigen gefragt werden, ob eine solche Ablehnung vorlag (s. Kap. 5). Dabei ist zu hoffen, dass die Angehörigen in der Lage sind, die Frage, ob die verstorbene Person das nicht wollte, kompetent zu beantworten. Wenn das nicht der Fall ist und sie gar keine Auskunft geben können, sollte man sicherheitshalber auf eine Organentnahme verzichten, um nicht Gefahr zu laufen, jemandem gegen seinen Willen die Organe zu entnehmen.

Fassen wir zusammen: Das Recht über die Organe unseres toten Körpers ist ein Recht, das den Willen der noch lebenden Person schützt. Ihr wird Unrecht getan, wenn ihr gegen ihren Willen Organe entnommen werden. Dem trägt die Widerspruchslösung – wie sie hier verstanden wird – Rechnung. Um zu verhindern, dass einer Person Unrecht geschieht, indem man ihr gegen ihren Willen postmortal Organe entnimmt, sollte man sich darüber hinaus für eine Erklärungslösung entscheiden. Die Bürger*innen müssten regelmäßig darauf hingewiesen werden, dass sie einen negativen Organspendewillen explizit machen sollten.

4.5   Einwände

Lässt sich die Widerspruchslösung gegen die verschiedenen in der Diskussion um die Transplantationsmedizin vorgebrachten Einwände verteidigen? Betrachten wir dazu die einzelnen Einwände. Die Nationale Ethikkommission weist in ihrer Stellungnahme zur Widerspruchslösung (NEK 2012) darauf hin, dass Bedenken gegen diese Lösung sich aus der Idee der *Menschenwürde* ergeben könnten, ohne dass sie die Auffassung vertritt, die Widerspruchslösung sei mit der Menschenwürde gänzlich unvereinbar. Dennoch wird in den entsprechenden Stellungnahmen der Kommission bemerkt, dass „die Zustimmungslösung stärker als die Widerspruchslösung im Einklang mit der Menschenwürde zu stehen [scheint, P.S.]" (NEK 2012, 7–8). Stimmt das? Spricht die gebotene Achtung der Menschenwürde eher für die Zustimmungs- als für die Widerspruchslösung in Sachen Organspende?

Da hier vieles davon abhängt, was man unter der Achtung der Menschenwürde versteht, ist diese Frage nicht leicht zu beantworten. Zu Recht weist die Nationale Ethikkommission in diesem Zusammenhang darauf hin, dass der Gehalt des Begriffs der Menschenwürde „strittig ist" (NEK 2012, 7; zu den verschiedenen Interpretationen der Menschenwürde vgl. Schaber 2012). Das ist sicher richtig. Doch welches Verständnis von Menschenwürde könnte sich hinter dem Gedanken verbergen, dass die Widerspruchslösung mit der Würde des Menschen unvereinbar ist? Es liegt nahe, dass in diesem Fall mit Kant davon ausgegangen wird, die Würde einer Person werde dann verletzt, wenn jemand als bloßes Mittel zu ihm fremden Zwecken verwendet wird. Tatsächlich stellt sich die Frage, ob Menschen, denen postmortal Organe entnommen werden, ohne dass sie explizit eingewilligt haben, nicht bloß als Mittel zur Lebensrettung anderer verwendet und so in ihrer Würde verletzt werden. Wenn das der Fall ist, wäre die Widerspruchslösung mit der Würde des Menschen, so wie Kant sie versteht, nicht vereinbar.

Wenn man auf Kants sogenanntes Instrumentalisierungsverbot Bezug nimmt, drängt es sich auf, genauer zu untersuchen, was genau mit diesem Verbot bzw. mit dem Begriff der Instrumentalisierung gemeint ist. Kant selbst macht die

Instrumentalisierung einer Person nicht an ihrer fehlenden *faktischen* Einwilligung zu dem, was mit ihr getan wird, fest. Er erläutert das Instrumentalisierungsverbot am Beispiel des lügenhaften Versprechens. Jeder werde sogleich einsehen, dass, wer so handelt, „sich eines anderen Menschen *bloß als Mittels* bedienen will […]. Denn der, den ich durch ein solches Versprechen zu meinen Absichten brauchen will, kann unmöglich in meine Art, gegen ihn zu verfahren, einstimmen" (Kant GMS, 429–430). Kant zufolge wird man demnach bloß als Mittel behandelt, wenn andere Dinge mit einem tun, in die man nicht einwilligen *kann* und nicht: in die man faktisch nicht eingewilligt hat. Die Formulierung, dass der andere unmöglich einwilligen kann, lässt jedoch wiederum unterschiedliche Interpretationen zu.

Man könnte sie im Sinne einer *logischen Unmöglichkeit* verstehen: Das ‚Opfer' kann beispielsweise seine Einwilligung nicht geben, weil es gar nicht weiß, was ihm angetan wird. Das ist etwa der Fall, wenn jemand einer anderen Person ein „falsches Versprechen" gibt (dazu Korsgaard 1996, 39). Man kann in ein falsches Versprechen nicht einwilligen. Um andere nicht bloß als Mittel zu behandeln, ist es demnach erforderlich, ihnen gegenüber die eigenen Absichten offenzulegen und klarzumachen, was genau ich vorhabe und worum es mir geht (so auch O'Neill 1989, 110). Die Widerspruchslösung in Sachen Organspende wäre mit diesem Verständnis dessen, was es heißt, andere bloß als Mittel zu behandeln bzw. was das Instrumentalisierungsverbot verbietet, zu vereinbaren. Es wäre ausreichend (und praktisch möglich), allen Bürger*innen unmissverständlich zu kommunizieren, dass ihnen Organe entnommen werden dürfen, wenn sie auf Nachfrage zu Lebzeiten nicht Einspruch erheben.

Kants Formulierung lässt sich aber auch im Sinne einer *normativen Unmöglichkeit* verstehen. Dann gilt: Wir dürfen mit anderen nichts tun, in das einzuwilligen, sie *keinen Grund* haben. Mit Blick auf das lügenhafte Versprechen hieße das: Es gibt für das ‚Opfer' keinen Grund, in das einzuwilligen, was die andere Person tut, wenn es wüsste, was man mit ihm vorhat. Diesem Verständnis von Instrumentalisierung zufolge wird jemand dann „bloß als Mittels" behandelt, wenn gilt: Die Person hat keinen Grund, in die Weise, wie sie behandelt wird, einzuwilligen. Wenn man sich an dieser Interpretation des Instrumentalisierungsverbots orientiert, spricht ebenfalls nichts für eine Unvereinbarkeit von Menschenwürde und Widerspruchslösung. Dies aus zwei Gründen: (a) Wie oben begründet, ist die postmortale Organentnahme nicht einwilligungspflichtig, da kein Kontrollinteresse mehr verletzt werden kann. (b) Zudem würde eine Person nur dann als bloßes Mittel zu ihr fremden Zwecken verwendet, wenn ihr *gegen* ihren Willen postmortal Organe entnommen würden. Genau das ist aber der Widerspruchslösung zufolge unzulässig. Menschen, denen die Organe entnommen werden, werden als Mittel behandelt. Als Mittel behandelt zu werden ist nicht nur für Kant moralisch unproblematisch. Wir behandeln andere als Mittel, wenn wir uns von einem Taxifahrer zum Bahnhof fahren lassen, wenn wir uns im Supermarkt vom Verkäufer beraten lassen und vom Kollegen einen Aufsatz lesen und kommentieren lassen. Wir tun damit nichts, was moralisch unerlaubt wäre, denn wir behandeln sie nicht bloß als Mittel, weil sie Gründe haben, in die Weise, wie wir sie behandeln, einzuwilligen. Menschen werden auch nicht durch die postmortale Organentnahme bloß als Mittel behandelt, sofern das nicht gegen ihren Willen geschieht. Und daran wird deutlich, dass die Organentnahme mit der Menschenwürde vereinbar ist. Die Widerspruchslösung hält eine Organentnahme gegen den Willen einer verstorbenen Person auch für unzulässig und erlaubt deshalb nur Formen einer solchen, welche die Würde des Menschen nicht verletzen.

Die Nationale Ethikkommission hält die Widerspruchslösung aber noch aus einem weiteren Grund für moralisch problematisch. Ihrer Ansicht nach „stellt sich die Frage, ob durch eine Widerspruchslösung die Persönlichkeitsrechte, vor allem mit Blick auf die Selbstbestimmung, tangiert werden" (NEK 2012, 8). Es geht dabei um die Rechte, welche die körperliche und geistige Unversehrtheit über den Tod hinaus schützen. Wären damit lediglich Rechte über den lebenden Körper gemeint, würde sich die Frage nach einer Unvereinbarkeit von Widerspruchslösung und Persönlichkeitsrechten nämlich nicht stellen. Nach Ansicht der Nationalen Ethikkommission sind damit aber auch Rechte über den toten Körper gemeint.

Wir haben oben gesehen: Wenn das Recht über den toten Körper Teil des Rechts auf körperliche Integrität wäre, dann wäre das, was andere mit meinem toten Körper machen, genauso einwilligungspflichtig wie das, was sie mit meinem Körper tun, während ich noch lebe. Dass das, was andere mit dem toten Körper tun, einwilligungspflichtig ist, scheint die Nationale Ethikkommission zu unterstellen, wenn sie in ihrer Stellungnahme schreibt, dass eine vermutete oder stillschweigende Einwilligung in eine postmortale Organspende nicht ausreicht. In der Stellungnahme heißt es:

> „Die Einwilligung in die Organspende sollte also nicht nur *vermutet* werden, sondern muss *tatsächlich* vorliegen" (NEK 2012, 9).

Wie ich oben argumentiert habe, ist das Recht über den toten Körper ein Recht, das den Willen der noch lebenden Person schützt. Es wird einer verstorbenen Person demnach kein Unrecht getan, solange das, was mit ihrem toten

Körper geschieht, nicht ihrem Willen widerspricht. Sofern die verstorbene Person sich also zu Lebzeiten nicht gegen die postmortale Organspende ausgesprochen hat, ist eine Organentnahme erlaubt. Das hat mit dem Unterschied zu tun, der zwischen unserem Recht über den lebendigen Körper und unserem Recht über den toten Körper besteht. Ersteres schützt ein normatives Kontrollinteresse der lebenden Person, letzteres schützt den Willen der lebenden Person, der den toten Körper zum Gegenstand hat. Wenn die lebende Person die Organspende nicht ablehnt, fügt die Organentnahme ihr kein Unrecht zu. Deshalb verträgt sich die Widerspruchslösung gut mit den Persönlichkeitsrechten.

5

Die Rolle der Angehörigen

In den meisten Ländern gehört es zur Praxis postmortaler Organentnahme, dass man die Angehörigen der hirntoten Person konsultiert. Die Organe werden nicht entnommen, wenn die Angehörigen das nicht wollen. Das gilt interessanterweise auch für Länder wie die USA, Großbritannien und Neuseeland, in denen die Zustimmungslösung gilt (vgl. Wilkinson 2011, 76). Selbst wenn ein Organspendeausweis vorliegt, der den Willen der betreffenden Person dokumentiert, einige oder alle Organe zu spenden, wird auf die Entnahme der Organe verzichtet, wenn sich die Angehörigen klar dagegen aussprechen.

„Das individuelle Leid der Betroffenen und eventuell auch die möglicherweise negative öffentliche Resonanz eines solchen Falls wird höher gewichtet als der Gewinn, der durch die Organentnahme resultiert. Dies ist offenbar

© Der/die Autor(en), exklusiv lizenziert an Springer-Verlag GmbH, DE, ein Teil von Springer Nature 2022
P. Schaber, *Organspende – Geschenk oder moralische Pflicht?*, #philosophieorientiert,
https://doi.org/10.1007/978-3-662-65538-2_5

zuweilen sogar dann so, wenn der Wille der Angehörigen dem bekannten Willen des Spenders widerspricht" (Christen/Baumann/Spitale 2018, 28-29).

Aus ethischer Sicht wirft das die Frage auf, welche Rolle den Angehörigen der verstorbenen Person zukommt. Sollte das medizinische Personal sich – in den Fällen, in denen der Wille des oder der Verstorbenen bekannt ist – ausschließlich an diesem Willen orientieren? Oder haben die Angehörigen ein moralisches Vetorecht, so dass die Organe nicht entnommen werden dürfen, wenn sie sich klar dagegen aussprechen? Und was ist, wenn die verstorbene bzw. hirntote Person sich zu Lebzeiten nicht explizit zur Organspende geäußert hat? Sollten in diesem Fall die Angehörigen entscheiden dürfen, ob Organe entnommen werden?

Bevor wir diese Fragen diskutieren können, muss geklärt werden, wer als Angehöriger gilt. Dem Transplantationsgesetz zufolge sind die Angehörigen in der Reihenfolge der Aufzählung folgende Personen: (1) Der/die Ehepartner/in, (2) volljährige Kinder, (3) Eltern oder gesetzlicher Vormund, sofern der Verstorbene noch minderjährig war, (4) volljährige Geschwister und (5) Großeltern (vgl. Walter 1990, 186).

Mit Blick auf die Frage, welche Rolle diesen Personen bezüglich der Organspende aus ethischer Sicht zukommen sollte, werde ich im Folgenden drei Szenarien unterscheiden: Ich beginne mit den Fällen, in denen der Wille der verstorbenen Person bekannt ist (s. Abschn. 5.1.), danach betrachte ich diejenigen Fälle, in denen dieser Wille nicht bekannt ist (s. Abschn. 5.2.). Abschließend werde ich auf ein Argument zugunsten der Beteiligung der Angehörigen gesondert eingehen. Demnach wäre es dem Ruf der Transplantationsmedizin abträglich, wenn man den Willen der Angehörigen gänzlich ignorieren würde (s. Abschn. 5.3.).

5.1 Wenn der Wille bekannt ist

Betrachten wir den Fall einer Person, bei der der Hirntod diagnostiziert wurde und die ihren Spenderwillen durch einen Organspendeausweis zu Lebzeiten zum Ausdruck gebracht hat. Angehörigen ist das nicht immer bekannt. Sollten sie bloß darüber informiert und nicht in den Entscheidungsprozess einbezogen werden, bevor man die Organe entnimmt? Man könnte dafür argumentieren, dass es sich beim von der verstorbenen Person unterzeichneten Spenderausweis wie bei einer testamentarischen Verfügung um eine verbindliche Willensbekundung handelt, die keine Bekräftigung oder Zustimmung durch Dritte braucht, um gültig zu sein. Andere Person sind demnach nicht in den Entscheidungsprozess, ob Organe entnommen werden dürfen, einzubeziehen. Allerdings werden die Angehörigen in den meisten Ländern, in denen Transplantationen durchgeführt werden – das heißt auch dort, wo die Zustimmungslösung die Organspende regelt –, interessanterweise in den Entscheidungsprozess einbezogen. Gibt es aus ethischer Sicht Gründe, die das rechtfertigen?

Zunächst ist klar, dass die entsprechenden Angehörigen am Entscheidungsprozess beteiligt werden müssen, wenn sie dazu von der verstorbenen Person autorisiert worden sind bzw. die Person das entsprechend verfügt hat (Kamm 1993, 210). Der Einbezug der Angehörigen ist dann Teil der verbindlichen Willensbekundung des oder der Verstorbenen oder sogar deren Gegenstand: Manche Menschen erklären zu Lebzeiten explizit, dass über die Entnahme ihrer Organe die Angehörigen entscheiden sollen. Was aber, wenn das nicht der Fall ist? Verschiedentlich wird dafür argumentiert, dass die Organentnahme die Angehörigen einer so erheblichen Belastung aussetzt, dass es moralisch gefordert ist, sie an der Entscheidung zu beteiligen – und dies auch dann, wenn der Wille des Verstorbenen klar dokumentiert ist. Für die Angehörigen kann die Entscheidung für oder gegen eine Organentnahme aus verschiedenen Gründen eine große Belastung darstellen (vgl. Boddington 1998; Wilkinson 2011, 67; dazu auch Richards 2012, 172–173). Neben der Belastung, die mit dem Ableben der nahestehenden Person verbunden ist, muss man sich zusätzlich auch noch mit der Frage der Organentnahme beschäftigen. Dies ließe sich, so scheint es, vermeiden, wenn man einfach dem Willen der verstorbenen Person folgen würde, ohne die Angehörigen zu fragen, ob sie in die Organentnahme einwilligen. Eine weitere Belastung für die Hinterbliebenen kann die Organentnahme selbst darstellen. Sie könnte (a) mit kulturellen und religiösen Werten der Angehörigen unverträglich sein, oder sie könnte (b) einfach *als solche* belastend sein – der Umstand, dass der Körper der verstorbenen Person, zu der man in der Regel eine enge Beziehung hatte, ‚aufgeschnitten‘ wird.

Die Belastungen (a) und (b) stellen, so könnte man argumentieren, Gründe dar, die Angehörigen in den Entscheidungsprozess einzubeziehen, und ohne ihre Einwilligung die Organentnahme nicht durchzuführen. Fraglich ist allerdings, ob diese Gründe gewichtig genug sind, das Recht, das die verstorbene Person über ihren toten Körper hat, außer Kraft zu setzen. Wir erinnern uns: Hier geht es ja zunächst um den Fall, in dem eine hirntote Person zu Lebzeiten ihren Organspendewillen dokumentiert hat. Im Blick auf andere testamentarische Verfügungen würden wir klar verneinen, dass die erwartbare Belastung von Angehörigen es rechtfertigt, sich ggf. über den Willen der verstorbenen Person hinwegzusetzen. Nehmen wir an, Gerda ist plötzlich verstorben. Sie hat in ihrem Testament verfügt, 50 % ihres Vermögens an

Oxfam zu spenden. Für Paul, ihren Partner, ist das eine sehr schlechte Nachricht. Er ist gerade dabei, einen Sportverein aufzubauen und könnte Gerdas Vermögen sehr gut gebrauchen. Wenn man ihn fragen würde, ob nicht lieber er das Geld zur Verfügung haben sollte, wäre es nicht unwahrscheinlich, dass er mit Blick auf seinen Verein bejahen würde. Aber man wird ihn nicht fragen, selbst wenn er noch so sehr darunter leiden würde, da Gerda einen anderen Verwendungszweck für ihr Erbe vorgesehen hat. Man wird ihn nicht fragen, weil man ihren testamentarischen Willen als verbindlich betrachtet. Hier steht insofern schlicht kein Entscheidungsprozess mehr an, in den die Angehörigen einzubeziehen wären. Es ist nicht ohne Weiteres ersichtlich, wieso das beim erklärten Organspenderwillen anders sein sollte.

Doch vielleicht ist dieser Schluss voreilig, denn hier geht es ja nicht um die Verfügung über das eigene Vermögen, sondern um den Körper einer verstorbenen Person. Nach Ansicht von Paula Boddington haben Angehörige ein Interesse daran, kontrollieren zu können, was mit dem Körper eines Menschen geschieht, mit dem sie eng verbunden waren (vgl. Boddington 1998, 78). Es handelt sich dabei um ein Interesse von lebenden Menschen, dessen Verletzung gegebenenfalls schweres Leid erzeugt. Boddington meint, dass sich Fälle vorstellen lassen, in denen man dem Interesse noch lebender Menschen ein größeres moralisches Gewicht einräumen sollte als dem Willen der hirntoten Person. Ihr Leben wird man nicht verschlechtern, was auch immer man mit ihren Organen tut. Hingegen könnte es sein, dass man das Leben der Angehörigen durchaus erheblich beeinträchtigt, wenn man gegen deren Willen dem Verstorbenen Organe entnehmen würde, um sie anderen zu transplantieren. Aus diesem Grund, so Boddington, kann es durchaus sein, dass die Anliegen der Angehörigen gewichtiger sind als der Wille der verstorbenen Person. Sie meint, dass der tote Körper nicht mehr in gleicher Weise wie der lebendige der eigene Körper der Person sei. „Das schwächt die Ansprüche über den toten Körper, und die Ansprüche der anderen können sich deshalb als gewichtiger erweisen" (Boddington 1998, 77–78; Übers. PS). Nach Boddington hängt das Gewicht der Ansprüche der Angehörigen von ihren Interessen ab. Sind die Belastungen, mit denen eine Organentnahme für die Angehörigen verbunden sind, groß genug, könnte es ihrer Ansicht nach gerechtfertigt sein, sich mit Blick auf die Organentnahme an deren Willen und nicht am Willen der verstorbenen Person zu orientieren (Boddington 1998, 78).

Wenn Angehörige bei der Organentnahme ein Vetorecht hätten, wäre der zu Lebzeiten artikulierte Wille der verstorbenen Person nicht schon als solcher maßgeblich. Doch mit einem Organspenderausweis wird Ärzt*innen eine Einwilligung erteilt, nämlich die Erlaubnis zur Organentnahme. Dabei handelt ist sich durchaus um eine verbindliche, keine bloß unverbindliche Willensbekundung. Wer eine entsprechende Erklärung ausfüllt, sagt nicht, „Meine Organe dürfen postmortal entnommen werden, sofern meine Angehörigen damit einverstanden sind". Er oder sie verfügt stattdessen: „Im Fall meines Hirntodes dürfen mir postmortal Organe entnommen werden". Diese Einwilligung, die mit dem Spenderausweis gegeben wird, ist für sich bereits ausreichend, um den Ärzt*innen eine moralische und rechtliche Erlaubnis zu erteilen. Diese Erlaubnis liegt nicht erst dann vor, wenn auch die Angehörigen in die Organentnahme eingewilligt haben. Das Votum der verstorbenen Person reicht dafür aus.

Zwar trifft es zu, dass die hirntote Person selbst nicht unter der Missachtung ihres Willens leiden würde, während die Angehörigen möglicherweise darunter litten, wenn der verstorbenen Person gegen ihren Willen Organe entnommen würden. Doch das ist hier nicht von Belang, denn das Recht über den toten Körper schützt die Rechtsträger*innen nicht vor Leid, sondern vor Unrecht – Unrecht, das einer verstorbenen Person zugefügt würde, wenn man den Willen, den sie zu Lebzeiten geäußert hat, nach ihrem Tod missachtet. Das Recht über den toten Körper schützt diesen Willen, und zwar erklärtermaßen auch gegen gewichtige Interessen Dritter. Mit der Einwilligung in die postmortale Organentnahme erteilt man also eine Erlaubnis, die auch dann verbindlich ist, wenn sie bzw. ihr Gegenstand für die Angehörigen eine Belastung darstellt. Ihr mögliches Interesse, kontrollieren zu können, was mit dem Körper der verstorbenen Person getan wird, erzeugt kein Recht über den toten Körper – denn dieser geht nun nicht plötzlich in ihren Besitz über. Und das ist es auch, was wir unterstellen, wenn wir einen Organspenderausweis ausfüllen. Wir erteilen damit eine Erlaubnis, die auch dann verbindlich ist, wenn sie bzw. ihr Gegenstand für die Angehörigen eine Belastung darstellt.

Dass Angehörige bei der postmortalen Organentnahme, sofern eine entsprechende Verfügung des Verstorbenen vorliegt, kein Vetorecht haben, lässt sich auch wie folgt verdeutlichen: Wenn sie ein Vetorecht gegen die Organentnahme hätten, hätten sie auch ein Vetorecht gegen die Verweigerung einer postmortalen Organentnahme, denn sie könnten ein starkes Interesse daran haben, dass Organe zu Transplantationszwecken entnommen werden. Sie hätten dann auch das Recht, sich gegen den Willen der verstorbenen Person für eine Organentnahme auszusprechen. Nehmen wir an, die Ehepartnerin wäre zutiefst davon überzeugt, dass jeder Mensch moralisch verpflichtet ist, seine Organe postmortal zu spenden. Ihr Partner teilte diese Überzeugung nicht und hat sich zu Lebzeiten klar gegen eine Organspende ausgesprochen. Wenn sie ein Interesse und ein es schützendes Recht hat, dass die Organe ihres Partners gespendet werden, könnte sie den Ärzt*innen die Erlaubnis zur Organentnahme geben. Das ist allerdings wenig plausibel. Der Wille, seine Organe postmortal *nicht* zur Verfügung zu stellen, wird als verbindlich angesehen. Es ist nicht einsichtig, wieso das mit Blick auf den Willen, die eigenen Organe zu spenden, nicht so sein sollte. Es gehört zu unserem Recht über unseren toten Körper, anderen Erlaubnisse zu erteilen, die nicht zusätzlich von der Einwilligung Dritter abhängig sind.

5.2   Wenn der Wille nicht bekannt ist

Der Wille des Verstorbenen sollte maßgebend sein, wenn sein Wille bekannt ist. Das beinhaltet das Recht über den toten Körper und dieses Recht kann auch durch ein Interesse Angehöriger nicht außer Kraft gesetzt werden. Was aber, wenn der Wille nicht bekannt ist? In dieser Situation ist es naheliegend, vor einer Organentnahme die Angehörigen zu konsultieren, um herauszufinden, was der mutmaßliche Wille der verstorbenen Person war. Das ist zumindest dann naheliegend, wenn wir davon ausgehen können, dass diese den mutmaßlichen Willen des Verstorbenen einschätzen und darüber kompetent Auskunft geben können. Auf diese Weise soll vermieden werden, dass Organe gegen den Willen einer verstorbenen Person entnommen werden. Solange sie sich selbst zu Lebzeiten nicht klar zur Organspende geäußert hat, sollten diejenigen Menschen befragt werden, die erwartbar noch am ehesten über den Willen des Verstorbenen Auskunft geben können, und das sind in aller Regel die Angehörigen.

Doch was ist zu tun, wenn die Angehörigen über den mutmaßlichen Willen nichts sagen können („darüber haben wir nie geredet hätten, auch nicht über Organspende im Allgemeinen")? In solchen Fällen lässt sich nicht sagen, ob eine Organentnahme dem Willen der Person widerspricht und man ihr damit gegebenenfalls Unrecht täte. Wenn man dieses Risiko, also das Risiko, jemandem Unrecht zu tun, nicht eingehen will, sollte man auf eine postmortale Organentnahme verzichten. Der mögliche Wille des Verstorbenen, nicht spenden zu wollen, soll als verbindlich angesehen werden. Und dies auch dann, wenn die Angehörigen nichts dagegen einzuwenden hätten. Maßgebend für die Antwort auf die Frage, ob eine Organentnahme moralisch zulässig sei, ist, wie wir gesehen haben, der Wille der verstorbenen Person, nicht der Wille der Angehörigen.

5.3   Einen schlechten Ruf vermeiden?

Wir haben bisher gesehen, dass man sich am geäußerten Willen der verstorbenen Person orientieren sollte. Wenn der Wille nicht bekannt ist, sollten die Angehörigen nach dem mutmaßlichen Willen gefragt werden. Hier wollen wir aber noch einmal auf die folgende Frage zurückkommen: Sollten Ärzt*innen Organe wirklich gegen den Willen der Angehörigen entnehmen dürfen, wenn eine entsprechende Willensbekundung der verstorbenen Person oder ein Organspendeausweis vorliegt? Manche Autor*innen meinen, dass das nicht getan werden sollte, weil die Transplantationsmedizin andernfalls einen schlechten Ruf bekäme (vgl. Volk/Ubel 2008). Das, so die Position, dürfen wir nicht riskieren, denn es hätte negative Konsequenzen für die Bereitschaft von Menschen, ihre Organe postmortal zur Verfügung zu stellen. Das Vertrauen in die Transplantationsmedizin könnte erheblich beeinträchtigt werden, wenn ausschließlich der zu Lebzeiten dokumentierte Wille der Spender*in maßgeblich wäre, und zwar auch dann, wenn die Angehörigen mit der Organentnahme nicht einverstanden sind. Menschen würden dann, so die Sorge, befürchten, nicht mehr umfassend medizinisch behandelt zu werden, sobald sich herausgestellt hat, dass sie einen Organspendeausweis besitzen. Denn: Der Bedarf an Spenderorganen ist hoch – sie werden dringend benötigt, um anderen Menschen das Leben zu retten (vgl. dazu Siminoff/Mercer 2001). Diesen Vertrauensverlust und den damit erwartbar einhergehenden Rückgang der Spendebereitschaft könne niemand wollen, am wenigsten diejenigen, deren Leben durch Organtransplantationen verlängert werden könnten.

Was ist von diesem Argument zu halten? Zunächst lässt sich bezweifeln, ob eine ausschließliche Orientierung am Spenderwillen, notfalls auch gegen den Willen der Angehörigen, das Vertrauen in die Transplantationsmedizin tatsächlich derart beeinträchtigen würde, dass weniger Menschen sich zu Lebzeiten bereit erklärten, ihre Organe postmortal zu spenden. Es ist jedenfalls keineswegs klar, wieso das eine Folge der beschriebenen Praxis sein sollte. Unstrittig ist, dass es das Vertrauen in die Transplantationsmedizin beeinträchtigte, wenn Menschen gegen ihren erklärten Willen postmortal Organe entnommen werden würden. Doch das ist hier nicht der Fall. Im Gegenteil: Den Angehörigen würde klar kommuniziert, dass man sich am Spenderwillen orientiert, und zwar so, wie man das auch bei einem testamentarischen Willen tut (vgl. auch Richards 2012, 173). Wie die britische Philosophin Janet Richards vermutet, könne ein solches Vorgehen die Angehörigen noch dazu entlasten, da ihnen eine gegebenenfalls schwere Entscheidung abgenommen wird:

„Wenn die Organentnahme als ähnlich selbstverständlich wie das Vererben verstanden würde, würde sie für die Angehörigen keine Belastung darstellen" (Richards 2012, 173; Übers. PS).

Vielleicht ist Richards zu optimistisch. Vielleicht wird die Organentnahme weiterhin für viele Angehörige eine Belastung darstellen. Wenn aber klar kommuniziert wird, dass man sich am Willen der verstorbenen Person orientiert und keinen Zweifel daran lässt, dass man sich wie beim Vererben am Willen der verstorbenen Person orientiert, handelt man nicht in einer Weise, die das Vertrauen in die Praxis beeinträchtigen kann.

Es ist also nicht klar, unter welchen Bedingungen das Vertrauen der Menschen in die Transplantationsmedizin beeinträchtigt werden würde. Damit muss offenbleiben, ob als Folge davon signifikant weniger Menschen bereit wären, ihre Organe postmortal zu spenden. Entscheidend scheint mir jedoch etwas anderes: Selbst wenn die Bereitschaft, Organe zu spenden, beeinträchtigt würde, ließe sich ein Einbezug der Angehörigen in den Entscheidungsprozess nicht rechtfertigen, sofern eine klare Willensbekundung der Spender*in vorliegt. Das Recht über unseren toten Körper schützt den Willen, den die verstorbene Person zu Lebzeiten hatte. Daran ändert die Zahl der Menschen, die bereit oder nicht bereit sind, ihre Organe postmortal zur Verfügung zu stellen, nichts.

6

Die Lebendspende

Bislang war ausschließlich von der postmortalen Organspende die Rede, doch das ist nicht die einzige Möglichkeit, die eigenen Organe zum Nutzen anderer zur Verfügung zu stellen. So ist es in vielen Ländern der Welt gesetzlich erlaubt, bereits zu Lebzeiten Organe zu spenden. In Deutschland wird auch diese sogenannte Lebendspende durch das Transplantationsgesetz geregelt (vgl. Walter 1990, 182 ff.). Das Transplantationsgesetz nennt verschiedene Bedingungen, die in einem solchen Fall erfüllt sein müssen:

1) Das Spenderorgan muss nach ärztlicher Beurteilung für eine Transplantation geeignet sein,
2) der Eingriff darf die Spenderin nicht über das übliche Operationsrisiko hinaus gefährden,
3) die Spenderin muss volljährig und einwilligungsfähig sein und ihre informierte Einwilligung zur Organentnahme geben.

P. Schaber, *Organspende – Geschenk oder moralische Pflicht?*, #philosophieorientiert, https://doi.org/10.1007/978-3-662-65538-2_6

4) Darüber hinaus gilt: Wenn es um ein Organ geht, das sich nicht wieder nachbilden kann, darf es nur einem Angehörigen gespendet werden. (Im Unterschied zur Leber und Haut können sich die anderen Organe nicht wieder regenerieren).

Das sind die rechtlichen Bedingungen für eine Lebendorganspende. Mir geht es nachfolgend nicht um die rechtliche, sondern um die ethische Regelung der Lebendspende. Diesbezüglich lautet die zentrale Frage: Welche Bedingungen müssen erfüllt sein, damit eine Lebendorganspende moralisch zulässig ist?

Eine Organentnahme bei einer lebenden Person betrifft deren moralisches Recht auf körperliche Integrität; und wie bei allen medizinischen Eingriffen gilt auch hier: Ein solcher Eingriff kann nur dann erlaubt sein, wenn die betroffene Person einwilligt und ihre Einwilligung gültig ist. Der Standardauffassung zufolge ist eine Einwilligung zur Organentnahme (wie auch zu anderen Körpereingriffen) gültig, wenn sie informiert ist, wenn sie freiwillig gegeben wurde und wenn die Person zum Zeitpunkt der Einwilligung einwilligungsfähig war (vgl. Bullock 2018). Doch reicht eine in diesem Sinne gültige Einwilligung für die moralische Zulässigkeit der Organentnahme bei einer lebenden Person wirklich aus? Oder müssen noch zusätzliche Bedingungen erfüllt sein, die mit den Operationsrisiken zu tun haben und mit den Gründen, die hinter dem Spendewunsch stehen? Diese letzte Frage wird nachfolgend im Mittelpunkt stehen. Ich werde auch etwas zu den Gültigkeitsbedingungen für Einwilligungen in Organspenden sagen.

Zunächst soll es um die These gehen, dass Organspenden zu Lebzeiten moralisch unerlaubt sind, weil man sich damit auf unzulässige Weise bloß als Mittel zu einem fremden Zweck benutzt (s. Abschn. 6.1). Diese

Auffassung wird häufig mit Verweis auf Immanuel Kants Überlegungen zum sogenannten Instrumentalisierungs- verbot gestützt, die ich im ersten Abschnitt kurz vor- stellen möchte (s. auch Abschn. 4.5). Ich werde deutlich machen, warum Lebendorganspenden keine unzulässigen Instrumentalisierungen sein müssen. Der dann folgende Abschnitt (s. Abschn. 6.2) widmet sich den einzelnen Bedingungen, die mit Blick auf die Einwilligung in eine Lebendspende erfüllt sein müssen, damit diese als mora- lisch zulässig gelten kann. Dazu gehört, dass die Ein- willigung informiert erfolgen muss und Druck und Zwang sie ungültig machen können. Dabei ist auch zu klären, welche Art von Druck dazu führt, dass Einwilligungen ungültig werden. Der letzte Abschnitt (s. Abschn. 6.3) diskutiert schließlich die Frage, wem Organe gespendet werden dürfen. Diesbezüglich werde ich argumentieren, dass die im Transplantationsgesetz vorgesehene Ein- schränkung, dass Organe zu Lebzeiten nur Angehörigen gespendet werden dürfen, moralisch nicht gerechtfertigt ist. Die Einwilligung in eine Organspende zugunsten einer Person, die keine Angehörige ist, kann aus moralischer Sicht durchaus gültig sein. Um zu bestimmen, ob eine Lebendspende bzw. die damit verbundene Organent- nahme an einer lebenden Person moralisch zulässig ist, sollte man, wie ich argumentieren werde, weniger dem Empfängerkreis als den Motiven für die Spende Beachtung schenken. Einwilligungen in Lebendorganspenden können nämlich durchaus ungültig sein, wenn sich die Motive der Organspende moralisch problematischen Einflüssen ver- danken. Wenn das der Fall ist, dann ist eine Organent- nahme nicht zulässig. Die Einwilligung besitzt dann keine Gültigkeit und kann deshalb der Ärztin nicht die Erlaub- nis erteilen, der Einwilligenden ein Organ zu entnehmen.

6.1   Moralisch unerlaubt?

Betrachten wir zuerst den Einwand, die Lebendorganspende würde nicht mit dem Instrumentalisierungsverbot vereinbar sein. Die natürliche Referenzgröße des Instrumentalisierungsverbots ist Immanuel Kants sogenannte „Selbstzweckformel":

> *„Handle so, daß du die Menschheit, sowohl in deiner Person als in der Person eines jeden anderen, jederzeit zugleich als Zweck, niemals bloß als Mittel brauchst"* (Kant GMS, 429, kursiv im Orig.).

Das Instrumentalisierungsverbot bezieht sich dabei nach Kant auf die eigene wie auch auf jede andere Person.

Im Blick auf die Organspende lautet der Vorwurf: Wer Organe und Körperteile spendet, verletzt den Grundsatz der Moral, sowohl andere wie auch sich selbst nie *bloß* als Mittel zum Zweck zu behandeln. So schreibt Kant im Blick auf die Organspende:

> „Sich eines integrirenden Theils als Organs berauben (verstümmeln), z.B. einen Zahn zu verschenken, oder zu verkaufen, um ihn in die Kinnlade eines andern zu pflanzen […] gehört zum partialen Selbstmorde" (Kant MS, 423).

Ein „partialer Selbstmord" ist moralisch falsch, weil er gegen das sogenannte Instrumentalisierungsverbot verstößt. Man darf nach Kant zwar abgestorbene Körperteile und solchen, denen ein solches Schicksal droht, z. B. durch Amputation entfernen. Man darf Teile des eigenen Körpers aber nicht als Mittel zu Zwecken verwenden, die nichts mit dem Schutz der eigenen Gesundheit zu tun haben. (Eine Ausnahme bildet hier das Schneiden der Haare. Das kann, wie Kant meint, „zum Verbrechen an seiner eigenen Person nicht gerechnet werden; wiewohl der letztere Fall nicht ganz schuldfrei ist, wenn er zum äußeren Erwerb beabsichtigt wird", Kant MS, 423).

Verstößt die Lebendspende gegen das Instrumentalisierungsverbot? Lässt sich – anders gefragt – eine Organspender*in bloß als Mittel für andere gebrauchen? Wenn das der Fall wäre, wäre die Lebendorganspende aus der Sicht der Spender*in moralisch unzulässig. Wie wir oben gesehen haben, würde die Organspende genau dann das Instrumentalisierungsverbot verletzen, wenn es keine Gründe geben würde, in eine Lebendorganspende einzuwilligen. Solche Gründe gibt es aber. Es sind Gründe, die von unseren Interessen geliefert werden können. So kann es in verschiedenen Situationen durchaus in unserem Interesse sein, anderen Menschen ein Organ spenden zu können. Hier ein Beispiel: Pauls Partnerin braucht eine Niere, um nicht an Niereninsuffizienz zu sterben. Paul hofft auf eine Transplantationsmöglichkeit. Seine Partnerin kommt auf die Warteliste. Paul möchte seine Partnerin nicht verlieren, deshalb ist es in seinem Interesse, mit der Spende der eigenen Niere helfen zu können. Er darf in dieser Weise von seinem Recht über seinen Körper Gebrauch machen. Was er tut, ist Mittel zum Zweck – zum Zweck nämlich seiner Partnerin. Paul ist allerdings nicht bloßes Mittel zum Zweck. Dies ist er deshalb nicht, weil er selbst gute Gründe hat, seiner Partnerin eine Niere zu spenden und entsprechend in die Lebendspende einzuwilligen. Deshalb verstößt seine Lebendorganspende auch nicht gegen Kants Grundprinzip, sich selbst nie bloß als Mittel zum Zweck zu behandeln. Bestimmte Rechte über unseren Körper dürfen wir außer Kraft setzen. Wir haben ein Interesse, dass uns zu Lebzeiten unsere Organe nicht ohne unsere Einwilligung entnommen werden. Wir haben aber kein Interesse daran, dass wir nie Organe spenden dürfen. Deshalb ist die Lebendorganspende unter bestimmten Bedingungen – anders als Kant glaubt – moralisch erlaubt. Unter welchen Bedingungen das der Fall ist, wird im folgenden Abschnitt dargelegt.

6.2 Die Bedingungen gültiger Einwilligung in eine Lebendorganspende

Welche Bedingungen muss die Einwilligung einer Person in eine Lebendorganspende erfüllen, um moralisch gültig zu sein? Die Einwilligung muss informiert und freiwillig sein und von einer einwilligungsfähigen Person gegeben werden. (Dürften denn eventuell auch nicht-einwilligungsfähige Personen Organe spenden? Es ist fraglich, ob eine solche Person ein einwilligungsunabhängiges Interesse an einer Organentnahme zu Transplantationszwecken haben kann. Das wäre erforderlich, um eine Organentnahme erlaubt zu machen. Ich werde diese Frage hier aber nicht weiterverfolgen. Das Transplantationsgesetz sieht vor, dass Organe nur einwilligungsfähigen Menschen entnommen werden darf (vgl. Walter 1990, 184). Die Ausnahme bildet hier die Entnahme von Knochenmark, die auch bei nicht-einwilligungsfähigen Menschen unter bestimmten Bedingungen erlaubt sein kann).

Einwilligungsfähig ist eine Person, welche Zugang zu den Gründen hat, die für und gegen eine Einwilligung sprechen, und zugleich in der Lage ist, sich im Lichte dieser Gründe für oder gegen die Spende zu entscheiden. Und was die Informationsbedingung betrifft: Informiert sein muss die Organspenderin in erster Linie über die Risiken, die für sie mit dem Eingriff verbunden sind (vgl. Eyal 2018). Einwilligung muss, um gültig sein, jedoch nicht nur von einer einwilligungsfähigen und ausreichend informierten Person gegeben werden, sie darf – das ist die dritte Bedingung – zudem nicht unter Zwang oder Druck zustande gekommen sein. Zusätzlich kann eine Einwilligung nach Auffassung des Gesetzgebers nur gültig sein, wenn das, worin eingewilligt wird, kein zu hohes Risiko für die einwilligende Person beinhaltet (vgl. Walter 1990, 183). Zu den folgenden beiden Bedingungen möchte ich mich nun etwas ausführlicher äußern: Wann sozialer Druck die informierte Einwilligung einer einwilligungsfähigen Person ungültig macht und welche Risiken mit einem entsprechenden Eingriff verbunden sein dürfen. Das sind die Themen der folgenden Abschnitte.

a) Druck und Zwang

Eine Einwilligung ist nach der Standardauffassung nur dann moralisch gültig, wenn sie nicht das Resultat von Druck oder Zwang ist. Druck und Zwang werden durch Drohungen ausgeübt. Zwang kann auch in Form eines physischen Zwangs vorliegen. Man setzt eine Person unter Druck oder zwingt sie, wenn man ihr mit für sie negativen Konsequenzen droht, wenn sie etwas tut oder alternativ etwas unterlässt. Bei Zwang sind die angedrohten Konsequenzen so hoch, dass es dem Opfer nicht zumutbar ist, die fragliche Handlung nicht auszuführen. Bei Druck sind die Kosten hoch, aber zumutbar. Pauls Partnerin könnte ihm drohen, die Beziehung zu beenden, wenn er ihr nicht seine Niere spendet. Da die Beziehung ihm sehr wichtig ist, sind die angedrohten Konsequenzen hoch, aber wohl zumutbar.

Wenn Paul nur unter Todesdrohungen Dritter (z. B. durch den Bruder seiner Partnerin) in eine Organspende einwilligt, ist seine Einwilligung nicht moralisch gültig und erteilt anderen auch keine Erlaubnis, seine Organe zu entnehmen. Sowohl Druck wie auch physischer Zwang sorgen dafür, dass Einwilligungen moralisch ungültig sind. Wieso ist das so? Wer unter Zwang einwilligt, möchte keine Erlaubnis erteilen. (Der Zwang und Druck kann von Drittpersonen oder von der Organempfängerin

ausgeübt werden.) Er vollzieht Sprechakte der Einwilligung, um die angedrohten negativen Konsequenzen
zu vermeiden, und nicht, um eine Erlaubnis, ihm ein
Organ zu entnehmen, zu erteilen. Paul ist nicht damit
einverstanden, dass ihm Organe entnommen werden;
er erklärt sich lediglich mit der Organentnahme einverstanden, um zu verhindern, dass der Bruder seiner
Partnerin die Drohung wahrmacht.

Man kann alternativ dazu argumentieren, dass Pauls
Einwilligung ungültig ist, weil sie das Resultat eines
moralischen Unrechts ist. Der Zwang, den der Bruder
von Pauls Partnerin ihm gegenüber ausübt, stellt ein
moralisches Unrecht dar und macht die Einwilligung
Pauls genau dann ungültig, wenn sie das Resultat dieses
moralischen Unrechts ist. Ich werde auf diese beiden Vorschläge weiter unten zurückkommen.

Auch Druck, der von anderen bewusst auf eine Person
ausgeübt wird, kann Einwilligungen ungültig machen.
Druck wird ausgeübt durch Androhung negativer Konsequenzen und nicht, wie hier hinzuzufügen ist, durch
den Hinweis auf negative Konsequenzen. Der Bruder
von Pauls Partnerin würde also keinen Druck in dem
hier relevanten Sinn ausüben, wenn er Paul darauf hinweisen würde, dass seine Partnerin stirbt, wenn keine
Niere gespendet wird. Druck wird durch die Androhung
negativer Konsequenzen erzeugt: „Wenn du nicht ein-
willigst, werde ich nie mehr mit dir reden". Was den
Druck anderer Menschen betrifft, ist nicht klar, wie
groß dieser sein muss, um eine Einwilligung ungültig zu
machen. Man könnte hier auf das Recht Bezug nehmen
und sagen, dass der Druck so groß sein muss, dass er
den Tatbestand dessen, was das Gesetz als Nötigung
bezeichnet, erfüllt. Diese liegt nach rechtlicher Auffassung
bei Gewalt, der Androhung ernsthafter Nachteile oder bei
Beschränkung der Handlungsfreiheit eines Menschen vor

(vgl. Art. 181 StGB). Interpretationsbedürftig ist dabei der Ausdruck „Androhung ernsthafter Nachteile". Was ist unter ernsthaften Nachteilen zu verstehen? Im Gesetz heißt es:

> „Nur Androhungen, die geeignet sind, auch eine besonnene Person in der Lage des Betroffenen gefügig zu machen und in ihrer Entscheidungsfreiheit einzuschränken, reichen für die Annahme einer Nötigung aus" (Art. 181 StGB).

Reicht das auch im Blick auf die Einwilligung in eine Lebendorganentnahme aus?

Stellen wir uns vor, die Familie von Pauls Partnerin droht Paul, den Kontakt vollständig abzubrechen, wenn er ihr kein Organ spendet. Und nehmen wir an, dass Paul an dem Kontakt sehr viel liegt. Er möchte das verhindern und willigt in die Organentnahme ein. Ist seine Einwilligung ungültig und der Eingriff deshalb unerlaubt? Der Rechtswissenschaftler Ulrich Schroth meint, dass mit einem „empfindlichen Übel" gedroht werden müsse, soll die Einwilligung ungültig sein. Das hat seiner Ansicht nach damit zu tun, dass es einen massiven Eingriff in die Freiheitssphäre des Einzelnen darstellt, eine Einwilligung für ungültig zu erklären, weshalb sich das nur mit gewichtigen Gründen rechtfertigen ließe. Die Anforderungen, denen die Ungültigkeitserklärung einer Einwilligung genügen muss, können deshalb, so Schroth, nicht zu weit herabgesetzt werden:

> „Unwirksam ist eine Lebendspendeentscheidung daher erst dann, wenn der Spender durch Gewalt oder durch Drohung mit einem empfindlichen Übel in verwerflicher Weise genötigt wird" (Schroth 2006, 109).

Man könnte sagen, dass die Entscheidung unwirksam ist, weil die ihr zugrundeliegende Einwilligung durch Gewalt oder durch die Drohung mit einem empfindlichen Übel ungültig gemacht wurde. Ich denke, dass sowohl Gewalt wie auch die Drohung mit empfindlichen Übeln Einwilligungen ungültig machen können. Trotzdem ist der Vorschlag von Schroth, die Ungültigkeit an der Androhung empfindlicher Übel festzumachen, problematisch, weil zum einen nicht klar ist, was *empfindliche Übel* sind und zum anderen, ob die Androhung empfindlicher Übel Einwilligungen *immer* ungültig machen. Es könnte sein, dass Paul sehr darunter leiden würde, mit der Familie der Partnerin keinen Kontakt mehr haben zu können und er die Drohung der Familie deshalb als Androhung eines empfindlichen Übels versteht. Doch wäre Pauls Einwilligung in die Lebendspende unter dieser Bedingung wirklich moralisch ungültig und die Organentnahme deshalb unerlaubt?

Man sollte meiner Ansicht nach von einer anderen Anforderung für Drohungen, die Einwilligungen ungültig machen, als der von Schroth im rechtlichen Kontext vorgeschlagenen Anforderung ausgehen. Ich schlage vor, sich an einem der beiden folgenden Vorschläge zu orientieren (für beide Vorschläge lassen sich gute Gründe vorbringen, deshalb möchte ich die Frage, welchem der beiden man den Vorzug geben soll, offenlassen): (a) Eine Einwilligung ist ungültig, wenn der Druck, der ausgeübt wird, der betroffenen Person ein Unrecht zufügt. Das ist nicht immer der Fall. Die Familie von Pauls Partnerin tut Paul kein Unrecht, wenn sie ihm droht, den Kontakt mit ihm abzubrechen, würde er sich weigern, seiner Lebensgefährtin eine Niere zu spenden. Denn: Sie darf den Kontakt mit Paul jederzeit abbrechen – auch völlig unabhängig von der Frage einer Lebensorganspende. Sie droht also mit etwas, das erlaubt ist und Paul kein Unrecht zufügt. Unrecht würde Paul getan, wenn ihm der Bruder seiner Partnerin mit einer schweren Schädigung oder gar dem Tod drohen würde. Der Bruder hat kein Recht, ihm damit zu drohen (und natürlich auch kein Recht, ihm die Schädigung zuzufügen). Wenn Einwilligung das Resultat solchen Unrechts ist, ist sie keine gültige Einwilligung. Das Unrecht besteht schon im Androhen dieser negativen Konsequenzen. Im Unterschied dazu darf die Familie Paul drohen, die Beziehung zu ihm abzubrechen. Der Druck, der Einwilligungen ungültig macht, ist diesem Vorschlag zufolge derjenige, der durch Handlungen ausgeübt wird, die dem Einwilligenden Unrecht tun (dazu auch Dougherty 2019 und Millum 2014).

Es gibt aber auch gute Gründe, sich alternativ an folgendem Vorschlag zu orientieren. Demnach ist (b) eine Einwilligung, die unter Druck gegeben wird, ungültig, wenn die betroffene Person ausschließlich aus dem Grund einwilligt, die angedrohte Konsequenz zu vermeiden, und nicht, um die Ärztin aus der Pflicht zu entlassen, ihr nicht ohne ihre Einwilligung Organe zu entnehmen (vgl. Schaber 2022). Wenn das der Fall ist, wird der Akt der Einwilligung nicht vom normativen Willen, eine Erlaubnis zu erteilen, getragen. Sofern man unter Einwilligung eine Handlung versteht, welche auf die Veränderung der normativen Situation zwischen einwilligender Person und Einwilligungsempfänger abzielt, erteilt die Person in einem solchen Fall keine Einwilligung. Sie tut dann so, als würde sie einwilligen, ohne das jedoch tatsächlich zu tun. In diesem Fall erteilt sie faktisch keine Erlaubnis.

Man könnte also sagen, dass eine Einwilligung gültig ist, für deren Zustandekommen die Drohung entweder keine Rolle spielt, oder die nicht das Resultat von Zwang oder einem Druck ist, der entweder ein Unrecht darstellt oder dazu führt, dass jemand bloß vorgibt, in eine Handlung einzuwilligen. Sind diese Bedingungen ausreichend?

Betrachten wir noch einmal das obige Beispiel: Nehmen wir an, Paul ist verzweifelt. Er kann sich ein Leben ohne seine Partnerin nicht vorstellen. Er würde alles tun, um ihr Leben zu retten. Er wäre sehr froh, sich dafür keiner Operation unterziehen zu müssen, aber die Situation lässt ihm keine Alternative. Er willigt in eine Organspende ein. Er tut das unter dem Druck, den die Situation auf ihn ausübt. Ist seine Einwilligung gültig? Man könnte in einem solchen Fall durchaus sagen, dass Paul durch die Umstände gezwungen wird, das Risiko der Operation einzugehen. Er muss etwas tun, das er unter normalen Umständen nicht tun würde. Sich eine Niere entnehmen zu lassen, ist, gelinde gesagt, keine attraktive Option. Sich dieser Operation nicht zu unterziehen, wäre allerdings noch unattraktiver, weil es den Tod seiner geliebten Partnerin zur Folge hätte.

Seine Einwilligung in die Organentnahme ist ungeachtet des Drucks, den die Situation auf ihn ausübt, gültig. Dass das so ist, lässt sich an folgendem Beispiel verdeutlichen. Gerda hat eine Blinddarmentzündung und schwebt in Lebensgefahr. Die zuständige Ärztin darf die lebensrettende Operation durchführen, wenn Gerda darin einwilligt, denn wie alle anderen medizinischen Behandlungen ist auch diese einwilligungspflichtig. Gerda willigt ein. Sie unterzieht sich ungern der Operation, aber es ist das einzige Mittel, um am Leben zu bleiben. Die Operation ist unattraktiv, die Alternative dazu noch unattraktiver. Obwohl Gerda, so gesehen, keine eigentliche Wahl hat, halten wir ihre Einwilligung für eine gültige Einwilligung. Wenn man das nicht so sieht, müsste man die Blinddarmoperation für eine moralisch unzulässige Körperverletzung halten, was wenig plausibel ist. Doch wer Gerdas Einwilligung für gültig hält, muss auch Pauls Einwilligung in die Organentnahme für gültig halten, auch wenn klar ist, dass es die Umstände sind, die ihn zu dieser Entscheidung ‚zwingen'. In beiden Fällen hat die einwilligende Person nicht die Wahl zwischen attraktiven Optionen. In beiden Fällen bleibt ihr quasi nichts anders übrig, als einzuwilligen. Warum sowohl Pauls wie auch Gerdas Einwilligung gültig sind, lässt sich zudem vor dem Hintergrund der Ausführungen oben erklären. Wenn wir uns am ersten Vorschlag (a) orientieren, lässt sich Folgendes sagen: In beiden Fällen verdankt sich die Einwilligung nicht unrechtmäßigen Einflüssen anderer. Denn diese sind es, die Einwilligungen in den besagten Fällen ungültig machen. Orientieren wir uns am zweiten Vorschlag (b), können wir argumentieren, dass es für die einwilligende Person in beiden Fällen okay ist, dass die Handlung, in die sie einwilligt, ausgeführt wird. Sie möchte die Person, die Organe entnimmt, aus der Pflicht entlassen, das nicht ohne ihre Einwilligung zu tun.

Was ist – so lässt sich hier noch abschließend fragen – wenn die Person die Einwilligung nicht unter Kontrolle hat und sie von bestimmten Einflüssen überwältigt wird? Die Einwilligung verdankt sich dann auch keinen unrechtmäßigen Einflüssen. Trotzdem scheint sie nicht gültig zu sein. Meines Erachtens ist das richtig und hat mit dem Umstand zu tun, dass die einwilligende Person in solchen Fällen gar keinen normativen Willen hat, andere aus einer Pflicht zu entlassen. Sie erteilt keine Erlaubnis; sie tut vielmehr etwas, das von andern als Einwilligung verstanden werden kann, nicht aber als Einwilligung verstanden werden sollte.

b) Eingriffsrisiken

Sind Organentnahmen also moralisch zulässig, wenn eine einwilligungsfähige Organspenderin in sie informiert und ohne Zwang und unrechtmäßigen Druck einwilligt? Das Transplantationsgesetz sieht ja eine weitere Bedingung vor. Demnach kann eine Organentnahme nur erlaubt sein, wenn die Spender „voraussichtlich nicht über das Operationsrisiko hinaus gefährdet und über die unmittelbaren Folgen der Entnahme hinaus gesundheitlich schwer beeinträchtigt werden" (Walter 1990, 183). Auch wenn die Einwilligung freiwillig und informiert ist, erteilt sie den Ärzt*innen dem Transplantationsgesetz zufolge also keine Erlaubnis zur Organentnahme, wenn die Risiken des erforderlichen medizinischen Eingriffs über die beim jeweiligen Eingriff jeweils üblichen Operationsrisiken hinausgehen. (Die unterscheiden sich natürlich nach Eingriffstyp. Das Risiko einer Blinddarmentfernung ist ein anderes als das einer Herzoperation.)

Sind Organentnahmen bei Lebenden also moralisch nur zulässig, wenn die üblichen Operationsrisiken nicht überschritten werden? Betrachten wir folgendes Beispiel: Anton will alles tun, um das Leben seiner Tochter, die eine neue Niere braucht, zu retten. Allerdings leidet Anton an einer speziellen Erkrankung, die Vollnarkosen besonders riskant macht. Für Anton spielt das keine Rolle. Er ist bereit, Risiken einzugehen, die über die bei einer Organentnahme üblichen Risiken hinausgehen. Anton ist verzweifelt: Er sieht durchaus die Gefahr, der er sich durch die Operation aussetzt, aber der Tod seiner geliebten Tochter wäre ein viel größeres Übel für ihn: „Ich tue alles, um ihr Leben zu retten." Einige werden bezweifeln, dass Antons Einwilligung gültig ist. Das ist nachvollziehbar, doch wie wir oben gesehen haben, ist dieser Zweifel unberechtigt. Anton Einwilligung in die Organspende und damit in die Operation ist gültig, denn sie ist nicht das Resultat unrechtmäßigen Drucks. Folgen wir dem Transplantationsgesetz wird durch die Einwilligung hingegen keine gültige Erlaubnis erteilt, obwohl sie zweifellos informiert erfolgt und ohne Zwang und unrechtmäßigen Druck zustande gekommen ist. Doch weil die Organentnahme, in die eingewilligt wird, für Anton mit zu hohen Risiken verbunden ist, reicht sie – aus rechtlicher Sicht – nicht aus, um den Eingriff zu erlauben. Dem Transplantationsgesetz scheint hier die Auffassung zugrunde zu liegen, dass Menschen vor dem Druck der verzweifelten Umstände geschützt werden sollten.

Was ist von der Risikobedingung zu halten? Man könnte sagen, dass es zu unserem Selbstbestimmungsrecht gehört, selber zu entscheiden, welchen Risiken wir uns bei medizinischen Eingriffen unterziehen. Solange wir das freiwillig und informiert tun, so könnte man sagen, ist der medizinische Eingriff erlaubt (dazu auch Wilkinson 2011, 124–127). Dem Selbstbestimmungsinteresse der Person sollte mehr Gewicht zugeschrieben werden als ihrem Wohlergehen. Würde man umgekehrt ihr Wohlergehen als gewichtiger ansehen und die Organentnahme nicht durchführen, wäre das eine paternalistische Maßnahme – in seinem Interesse gegen seinen Willen zu handeln – die man mit dem deutschen Rechtsethiker Thomas Gutmann für moralisch problematisch halten kann (vgl. Gutmann 2006). Hat das Selbstbestimmungsinteresse aber Vorrang vor dem Wohlergehen, sollte die Spender*in selber entscheiden dürfen, welche Risiken sie eingeht. Und eine Organentnahme ist dann moralisch zulässig, wenn die Spender*in freiwillig und informiert in die Organentnahme einwilligt, auch wenn die Risiken, die sie dabei eingeht, über den üblichen Operationsrisiken liegen. Wenn es bei solchen Entscheidungen allein um die Achtung der Selbstbestimmung der Spender*in gehen würde, ließen sich hier keine Grenzen setzen. Maßgebend wäre allein der autonome Willen der Spender*in. Es könnte natürlich sein, dass die Organempfänger*in die Transplantation in einem solchen Fall verweigert, weil sie nicht für die Schädigung der Spender*in verantwortlich sein möchte.

Wenn das aber nicht der Fall ist, dürfte man sich am autonomen Spenderwillen orientieren.

Es gibt allerdings gute Gründe, diese anti-paternalistische Auffassung nicht zu akzeptieren. Eine Organentnahme muss auch von den behandelnden Ärzt*innen und von den Organempfänger*innen moralisch verantwortet werden. Sie dürfen sich über bestimmte moralische Prinzipien nicht hinwegsetzen, auch wenn dafür die Einwilligung der Patient*in vorliegt. Hier ist in erster Linie an das moralische Prinzip, Patient*innen nicht zu schaden, zu denken. Das Prinzip der Nicht-Schädigung verbietet es den Ärzt*innen, eine medizinische Behandlung durchzuführen, die einer Patient*in einen schweren Schaden zufügen kann. Dafür ist kein Ärzteethos, d. h. keine Berufsethik maßgebend, sondern eine moralische Pflicht, aus der man von der Patientin durch Einwilligung nicht entlassen werden kann. Ärzt*innen dürfen Patient*innen nicht wissentlich Schaden zufügen, noch sie zu hohen Risiken aussetzen. Das darf man auch dann nicht tun, wenn sie darin einwilligen.

Hier ist der Grund, wieso Ärzt*innen Patient*innen auch dann nicht zu hohen Risiken aussetzen dürfen, wenn diese darin einwilligen. Die normative Kompetenz, Erlaubnisse durch Einwilligungen zu erteilen, schützt ein Interesse, das wir haben, das Interesse nämlich, dass andere bestimmte Dinge nicht ohne unsere Einwilligung tun: dass sie nicht ohne unsere Einwilligung unsere Haare schneiden, dass sie nicht ohne unsere Einwilligung Sex mit uns haben. Zu betonen ist dabei, dass wir kein Interesse haben, dass uns nicht die Haare geschnitten werden. Wir haben vielmehr das Interesse, dass uns unsere Haare nicht ohne unsere Einwilligung geschnitten werden. Wir haben allerdings das Interesse, dass uns kein schwerer Schaden zugefügt wird. Dieses Interesse haben wir auch, wenn wir bereit sind, die Schädigung in Kauf zu nehmen. Ärzt*innen sind verpflichtet, auf dieses Interesse Rücksicht zu nehmen.

Es ist unklar, was genau in solchen Situationen in unserem Interesse ist, und deshalb ist es auch unklar, aus welchen Pflichten wir andere entlassen bzw. nicht entlassen können. Kann der verzweifelte Vater der behandelnden Ärztin nicht eine Erlaubnis erteilen, ihm ein Organ zu entnehmen? Darf die Ärztin nicht Risiken in Kauf nehmen, die über die üblichen Operationsrisiken hinausgehen, wenn das – wie in diesem Fall – einem gewichtigen Interesse des Spenders entspricht? Das Selbstbestimmungsinteresse des Organspenders ist von der Ärztin gegen das Interesse, nicht geschädigt oder hohen Risiken ausgesetzt zu werden, abzuwägen. Das heißt: Die Ärztin muss den Respekt, den sie der Autonomie des Spenders schuldet gegen das Risiko, ihm Schaden zuzufügen, abwägen. Die Abwägung kann zugunsten des Selbstbestimmungs- als auch zugunsten des Schadensvermeidungsinteresses des Spenders ausgehen, je nachdem, welches dieser beiden Interessen sich als stärker erweist. Ob die Organentnahme erlaubt ist oder nicht, hängt vom Ergebnis dieser Abwägung ab. Folgendes bleibt hier also festzuhalten: Ob der Eingriff erlaubt ist, hängt nicht bloß von der freiwilligen und informierten Einwilligung der Spender*innen (und natürlich der Bereitschaft der Organempfänger*innen, sich das Organ auch implantieren zu lassen) ab, sondern auch davon, was die Ärzt*innen moralisch verantworten können. Letzteres lässt sich durch den besagten Vergleich von Selbstbestimmungs- und Schadensvermeidungsinteresse bestimmen.

6.3   Wem darf gespendet werden?

Ich habe argumentiert, dass einer lebenden Person ein Organ nur entnommen werden darf, wenn sie freiwillig, informiert und ohne unrechtmäßigem Druck ausgesetzt gewesen zu sein, einwilligt. Es darf darüber hinaus auch nur getan werden, wenn Ärzt*innen und Organempfänger*innen eine Organentnahme moralisch verantworten können. Das Transplantationsgesetz sieht im Fall einer Lebendspende zusätzlich vor, dass „die Übertragung nur auf einen Verwandten ersten oder zweiten Grades, Ehegatten, Verlobten oder anderen dem Spender in besonderer und sittlicher Verbundenheit offenkundig nahestehende Personen vorgenommen werden" darf (Walter 1990, 183). Lässt es sich ethisch rechtfertigen, dass das Gesetz diese Einschränkung vorsieht? Thomas Gutmann meint, dass diese gesetzliche Einschränkung durch folgende Überlegung motiviert wird (ohne dadurch, wie er meint, gerechtfertigt zu werden): Lebendspender*innen sollen davor geschützt werden, durch einen „primär fremdnützigen Akt" etwas zu tun, das nicht in ihrem Interesse ist oder sie sogar schädigt (vgl. Gutmann 2006, 189, der sich dabei auf ein Urteil des Bundesverfassungsgerichts bezieht). Ein *rein* fremdnütziger Akt würde – im Unterschied zu einem *primär* fremdnützigen Akt – ausschließlich Interessen der Organempfänger*innen, keine der Spender*innen bedienen. Stellen wir uns vor, Anna möchte eine Niere spenden, weil sie weiß, dass viele Menschen verzweifelt auf ein solches Organ warten. Wer ihre Niere letztlich erhält, weiß sie nicht. Sie weiß nur, dass es ein Mensch sein wird, dessen Überleben von einer solchen Spende abhängt. Das Transplantationsgesetz lässt eine solche Organspende bzw. die Organentnahme in einem solchen Fall rechtlich nicht zu. Ist der Umstand, dass es sich dabei um einen rein fremdnützigen Akt handelt, zugleich ein Grund, die Organentnahme in diesem Fall auch moralisch für unerlaubt zu halten? Oder handelt es sich hier, wie Gutmann meint, um eine nicht zu rechtfertigende Form des Paternalismus?

Zunächst gilt: Eine rein fremdnützige Organentnahme bringt der Spender*in keine Vorteile, ist aber nicht notwendigerweise schädigend. Das moralische Prinzip der Nicht-Schädigung wird insofern nicht notwendigerweise verletzt, wenn Ärzt*innen Anna beispielsweise eine Niere entnehmen. Was Anna betrifft, könnte ihr Selbstbestimmungsinteresse ihr Interesse, nicht geschädigt zu werden, aufwiegen. So betrachtet scheint ein solcher Eingriff moralisch unproblematisch zu sein. Es ist allerdings ein anderer Aspekt der Organentnahme, der sie unerlaubt machen könnte, und den wir bislang nicht beachtet haben. Dieser kann nicht bloß bei Spenden an Fremde, sondern auch bei Spenden an Angehörige von Belang sein. Es geht um die Motive der Spende. Die Motive, jemandem ein Organ zu spenden, können sich moralisch problematischen Einflüssen verdanken, ohne dass es sich dabei um unrechtmäßig ausgeübten Druck handelt (siehe oben).

Was ist damit gemeint? Betrachten wir dazu folgendes Beispiel: Bernd ist Mitglied einer kleinen, straff geführten religiösen Sekte. Zwischen den Sektenmitgliedern und dem Guru, der der Sekte vorsteht, bestehen psychologische Ausbeutungsverhältnisse. Der Guru nutzt die Bewunderung der Mitglieder seiner Sekte rücksichtslos in ökonomischer wie auch sozialer Hinsicht aus. Er erkrankt an Niereninsuffizienz und ist auf die Spende einer Niere angewiesen. Bernd ist, so wie auch verschiedene andere Mitglieder der Sekte, spontan bereit, dem Guru eine Niere zu spenden. Der Guru übt keinen Druck aus. Die Spendebereitschaft der Mitglieder der Sekte ist in ihrer psychischen Abhängigkeit vom Guru, die sie über die Jahre aufgebaut haben, begründet. Nun könnte man denken, dass diese Abhängigkeit auch die Gültigkeit der Einwilligung beeinträchtigt bzw. untergräbt. Doch nehmen wir an, die Einwilligung in die Organspende ist im oben genannten Sinne gültig, insofern sie sich weder Zwang noch einem unrechtmäßigen Druck verdankt. Wäre eine Lebensorganspende in diesem Fall moralisch zulässig? Es gibt einen guten Grund, der dagegenspricht, Bernd eine Niere zu Transplantationszwecken zu entnehmen: Nicht, weil mit (den Bedingungen) der Einwilligung etwas nicht stimmt, sondern vielmehr deshalb, weil die Intention, dem Guru eine Niere zu spenden, sich einem moralisch problematischen psychischen Abhängigkeitsverhältnis verdankt. Die Intention, sich dem Risiko der Organspende auszusetzen, wird hier nicht durch Druck erzeugt. Sie ist vielmehr das Resultat eines Ausbeutungsverhältnisses, das zwischen dem Guru und Bernd (wie auch anderen Sektenmitgliedern) besteht. Das moralische Problem dieser Spende besteht demnach nicht darin, dass der Guru kein Angehöriger Bernds ist. Das Problem besteht vielmehr darin, dass eine moralisch problematische Form psychischer Ausbeutung Bernd dazu bringt, dem Guru freiwillig eine Niere spenden zu wollen.

Eine Organentnahme bei einer Lebendspende ist soweit betrachtet erlaubt, wenn

a) Sie auf einer freiwilligen und informierten Einwilligung beruht,

b) Sie einen Eingriff darstellt, den die Ärzt*innen moralisch verantworten können und

c) Sich die Intention, einem bestimmten Menschen ein Organ zu spenden, keinen moralisch problematischen Einflüssen wie Ausbeutung oder auch Erniedrigung oder Demütigung verdankt.

Wenn die Kriterien (a)–(c) die für eine erlaubte Organentnahme zu erfüllenden Kriterien sind, dann legen sie nicht nahe, dass der Kreis der möglichen Organempfänger*innen auf die Nahestehenden zu beschränken

sei. Die Kriterien können nämlich auch bei rein fremdnützigen Organspenden erfüllt sein.

Nun könnte man vermuten, dass erlaubte Lebendorganspenden aus anderen Gründen auf Angehörige
beschränkt bleiben sollten. Es ist aber nicht ersichtlich, welche Gründe das sein könnten. Und es ist nicht
klar, was zu den genannten Bedingungen noch hinzu-
kommen müsste, um eine Einwilligung in eine Organspende gültig zu machen. Man könnte vermuten, hinter
der Einschränkung stehe die Befürchtung, dass Menschen
sich bei Organspenden zu rein fremdnützigen Zwecken
benutzen und auf diese Weise ausbeuten lassen. Davon
kann man nicht ausgehen. Wenn das Motiv der Lebendspende sich einer psychischen Ausbeutung verdankt,
dann sollte auf den Spendewunsch nicht eingegangen
werden. Das muss aber nicht der Fall sein. Ich kann einer
von mir sehr geschätzten Person, die keine Angehörige
ist, ein Organ spenden wollen, weil mir ihr Wohl und
Weiterleben am Herzen liegt. Dieses Wohlwollen muss
nicht auf Angehörige beschränkt sein. Deshalb sollte es
auch erlaubt sein, Menschen ein Organ zu spenden, die
keine Angehörigen sind. Worauf man bei der Lebendspende aus moralischer Sicht achten sollte, ist nicht, wem
gespendet wird. Es sollte vielmehr darauf geachtet werden,
dass die Motive der Lebensspende sich nicht moralisch
problematischen Einflüssen verdanken. Wenn jemand
einer anderen Person ein Organ spenden will, muss nicht
gefragt werden: „In welchem Verhältnis stehen Spender*in
und Empfänger*in zueinander?" Die Frage muss vielmehr
lauten: „Verdankt sich die Spenderintention moralisch
problematischen Einflüssen?" Ist das der Fall, sollte die
Einwilligung nicht als gültig angesehen werden.

7

Fazit

Die moderne Transplantationsmedizin ermöglicht es, das Leben von Menschen zu verlängern. Das kann nur getan werden, wenn Menschen bereit sind, Organe zur Transplantationszwecken zur Verfügung zu stellen. Sabrina, die auf eine Leber angewiesen war, wurde geholfen. Nicht allen, die ein Organ brauchen, kann geholfen werden. Wenn wir davon ausgehen, dass es grundsätzlich moralisch zulässig ist, hirntoten Menschen Organe zu Transplantationszwecken zu entnehmen, stellt sich die Frage, ob auch *wir selbst* bereit sein sollten, unsere Organe postmortal zur Verfügung zu stellen. Wir haben die Frage diskutiert, ob die postmortale Organspende ein großzügiger Akt der Nächstenliebe ist oder ob es sich bei ihr um eine moralische Pflicht handelt. Anschließend war die Frage thematisch, wie die Organspende geregelt werden sollte, genauer, ob man sich hier an der Zustimmungslösung oder an der Widerspruchslösung orientieren soll. Darüber

© Der/die Autor(en), exklusiv lizenziert an Springer-Verlag GmbH, DE, ein Teil von Springer Nature 2022
P. Schaber, *Organspende – Geschenk oder moralische Pflicht?*, #philosophieorientiert,
https://doi.org/10.1007/978-3-662-65538-2_7

hinaus ging es um die verbreitete Praxis, die Angehörigen der Spender*innen in den Entscheidungsfindungsprozess miteinzubeziehen und um die Rolle bzw. Autorität, die den Angehörigen im Hinblick auf eine Organentnahme aus ethischer Sicht zugesprochen werden soll. Schließlich wurden auch die Kriterien, die für Lebendspenden leitend sein sollen, und die Verfahren, mithilfe derer sie geregelt werden sollen, diskutiert. Die wichtigsten Ergebnisse der vorliegenden Untersuchung möchte ich abschließend nochmals zusammenfassen:

***

1. Ob es einfach gut oder ob es eine moralische Pflicht ist, seine Organe postmortal zur Verfügung zu stellt, hängt davon ab, wie gewichtig das Gut ist, das damit realisiert wird und wie gewichtig im Verhältnis dazu die Nachteile sind, die sich für die Organspender*innen ergeben. Wie ein genauer Vergleich der Vor- und Nachteile deutlich macht, liegt eine moralische Pflicht vor, sich dazu bereitzuerklären, postmortal seine Organe zur Verfügung zu stellen. Das bedeutet nicht, dass diejenigen, die auf ein Organ angewiesen sind, einen Anspruch gegenüber einzelnen, ganz bestimmten Personen haben, dass diese sich zur Organspende bereit erklären. Menschen, die ein Organ brauchen, haben jedoch einen Anspruch gegenüber allen anderen, dass ihnen geholfen wird.

***

2. Wir haben eine moralische Pflicht zur Organspende, ohne dazu gezwungen werden zu können, unsere Einwilligung zur Organspende zu erteilen. Das folgt aus dem Recht über unseren lebendigen wie auch über unseren toten

Körper. Das Recht, das wir über unseren toten Körper haben, ist vom Recht, das wir über unseren lebendigen Körper haben (das Recht auf körperliche Integrität) zu unterscheiden. Das Recht auf körperliche Integrität schützt ein normatives Kontrollinteresse über unseren Körper: Wir haben das Interesse, dass andere nicht ohne unsere Einwilligung von unserem Körper Gebrauch machen. Das dürfen sie nur dann tun, wenn ich darin einwillige. Das Recht über unseren toten Körper schützt hingegen kein Kontrollinteresse, sondern den Willen der noch lebenden Person, der den toten Körper zum Gegenstand hat. Zum Recht auf den toten Körper gehört das Verfügungsrecht über die Organe unseres toten Körpers. Dieses schützt auch den Willen, Organe postmortal *nicht* zur Verfügung zu stellen. Man darf Organe postmortal nicht entnehmen, wenn die noch lebende Person das nicht wollte.

***

3. Für die Zustimmungslösung, die besagt, dass Organe postmortal nur entnommen werden dürfen, wenn die verstorbene Person zu Lebzeiten in die Organspende explizit eingewilligt hat, wird in der Diskussion geltend gemacht, dass sie dem Selbstbestimmungsrecht, das wir über unseren Körper haben, am besten Rechnung trägt. Die genauere Analyse zeigt allerdings, dass das nicht der Fall ist. Das Recht über die Organe unseres toten Körpers ist ein Recht, das den Willen der noch lebenden Person schützt. Wenn ich nicht möchte, dass mir postmortal Organe entnommen werden, darf das auch nicht geschehen. Genau das ist die Kernidee der Widerspruchslösung. Ein moralisches Unrecht kann eine postmortale Organentnahme nur sein, wenn sie gegen den Willen, den die verstorbene Person noch zu Lebzeiten hatte,

durchgeführt wird. Denjenigen, die ihre Organe postmortal nicht zur Verfügung stellen wollen, dürfen keine
Organe entnommen werden. Da man nicht davon ausgehen kann, dass alle, die keine Organe spenden wollen,
dieses auch explizit gemacht haben, sollte man die
Bürger*innen regelmäßig darauf hinweisen, dass sie das
tun sollten, wenn sie nicht spenden wollen. Damit soll
verhindert werden, dass Menschen gegen ihren Willen
postmortal Organe entnommen werden.

***

4. Es gehört zur üblichen Praxis der postmortalen Organentnahme, Angehörige in den Entscheidungsprozess zur
Organentnahme miteinzubeziehen. In den Fällen, in denen
der Wille der verstorbenen Person bekannt ist, sollte aber
ausschließlich deren Wille maßgebend sein. Angehörige
sollten nur dann mitbestimmen, wenn die verstorbene
Person sie dazu zu Lebezeiten autorisiert hat. Und in den
Fällen, in denen der Wille der verstorbenen Person nicht
bekannt ist, sollten die Angehörigen zum mutmaßlichen
Willen des Verstorbenen befragt werden. Dass die Transplantationsmedizin Schaden erleiden könnte, wenn die
Angehörigen nicht in den Entscheidungsprozess einbezogen
werden, ist als Argument dafür, an der üblichen Praxis festzuhalten, zurückzuweisen. Zum einen ist es fraglich, ob
die Transplantationsmedizin durch eine veränderte Praxis
einen schlechten Ruf bekommen würde. Zum anderen gilt:
Selbst wenn das so wäre, würde das an den Rechten, die wir
über unseren toten Körper haben, nichts ändern. Sie allein
sind aus moralischer Sicht maßgeblich dafür, wer über die
Organentnahme entscheiden darf.

***

5. Die Lebendorganspende ist einwilligungspflichtig; das heißt: die Organentnahme ist nur dann erlaubt, wenn die betroffene Person informiert und freiwillig eingewilligt hat. Sie kann auch nicht moralisch eingefordert werden, denn dafür sind die Kosten, die damit verbunden sind, zu gewichtig. Eine Lebendorganspende ist erlaubt, wenn (a) die Spender*innen in sie freiwillig und informiert einwilligen, (b) die Operationsrisiken von den Ärzt*innen in einer Abwägung zwischen dem Selbstbestimmungsinteresse und dem Interesse, nicht geschädigt zu werden, moralisch verantwortet werden können und (c) das Motiv der Spende sich nicht moralisch problematischen Einflüssen verdankt. Der Empfängerkreis der entnommenen Organe sollte nicht auf die Angehörigen der Spender*innen beschränkt werden. Zu achten ist nicht darauf, wem ein Organ gespendet werden soll, zu achten ist vielmehr darauf, *wieso* jemand einer anderen Person ein Organ spenden will.

Literatur

Archard, David: Informed Consent and Autonomy, in: Journal of Applied Philosophy 25/1 (2008), 19–34.

Beecher, Henry Knowles et al.: A definition of irreversible coma. Report of the Ad Hoc Committee of the Harvard Medical School to Examine the Definition of Brain Death. JAMA: The Journal of the American Medical Association (1968), 113–119.

Birnbacher, Dieter: Organtransplantation – Stand der ethischen Debatte, in: Georg Brudermüller/Kurt Seelmann (Hg.): Organtransplantation, Alber (1990), 13–28.

Birnbacher, Dieter: Der Mangel an Spenderorganen und das Selbstbestimmungsrecht, in: Jahrbuch für Wissenschaft und Ethik, 23(1) (2018), 125–148.

Boddington, Paula: Organ Donation After Death – Should I Decide, or Should My Family? Journal of Applied Philosophy, 15(1) (1998), 69–81.

Boonin, David: Dead Wrong. The Ethics of Posthumous Harm (2019), Oxford.

© Der/die Herausgeber bzw. der/die Autor(en), exklusiv lizenziert an Springer-Verlag GmbH, DE, ein Teil von Springer Nature 2022
P. Schaber, *Organspende – Geschenk oder moralische Pflicht?*, #philosophieorientiert,
https://doi.org/10.1007/978-3-662-65538-2

Bullock, Emma: Valid Consent, in A. Müller and P. Schaber (eds.), The Routledge Handbook of the Ethics of Consent (2018), London, 85–94.

Christen, Markus/Holger Baumann/Giovanni Spitale: Der Einfluss von Zustimmungsmodellen, Spenderegistern und Angehörigenentscheid auf die Organspende. Eine Beurteilung der aktuellen Literatur (2018), Zürich.

Der Beobachter (2019): 8. November 2019.

Deutscher Ethikrat (DEK): Hirntod und Entscheidung zur Organspende (2015), Berlin.

Deutsche Stiftung Organtransplantation, www.dso.de

Dougherty, Tom: Why does Duress undermine Consent? in: Nous (2019), 1–17.

Evangelischer Kirchenrat (EKD): Geistliches Wort zur Organspende, https://www.ekd.de/
geistliches_wort_zur_organspende.htm, (2012).

Eyal, Nir: Informed Consent, in: A. Müller and P. Schaber (eds.), The Routledge Handbook of the Ethics of Consent (2018), London, 272–284.

Fabre, Cécile: Whose Body is it Anyway? Justice and the Integrity of the Person (2006), Oxford.

Gerber, Michèle/Patricia Sager/Christian Rüefli: Ländervergleich. Willensäusserungsmodelle Organspende (2019), Bern.

Gutmann, Thomas: Zur philosophischen Kritik des Rechtspaternalismus, in: U. Schroth et al. (Hg.): Patientenautonomie am Beispiel der Lebendorganspende, Göttingen (2006), 189–278.

Hurd, Heidi: The Moral Magic of Consent, in: Legal Theory 2 (1996): 121–46.

Hurd, Heid: The Normative Force of Consent, in A. Müller and P. Schaber (eds.), The Routledge Handbook of the Ethics of Consent, London (2018), 44–54.

Jonas, Hans: Gehirntod und menschliche Organbank: Zur pragmatischen Umdefinierung des Todes, in: Jonas: Technik, Medizin und Ethik. Zur Praxis des Prinzips Verantwortung (1985), Insel Verlag, 219–239.

Kamm Francis Myrna: Acquisition of Organs, in: Morality, Mortality Vol. I (1993), 201–232.

Kant, Immanuel: Grundlegung zur Metaphysik der Sitten, Akademie-Ausgabe Bd. IV (1907), Berlin [GMS].

Kant, Immanuel: Die Metaphysik der Sitten, Akademie-Ausgabe Bd. VI (1907), Berlin [MS].

Koppelman, Elysa: The Dead Donor Rule and the Concept of Death: Severing the Ties that bind them, in: American Journal of Bioethics, 3/1 (2003), 1–9.

Korsgaard, Christine: The Right to Lie. Kant on Dealing with Evil. In Christine Korsgaard, Christine, Creating the Kingdom of Ends (1998), Cambridge, 133–158.

Lomasky, Loren: Persons, Rights, and the Moral Community (1987), Oxford.

Miller Franklin/Robert D. Truog/Dan W. Brock: The Dead Donor Rule: Can It Withstand Critical Scrutiny?, in : Journal of Medicine and Philosophy (2010), 299–312.

Miller, Franklin G./Robert D. Truog: Death, Dying, and Organ Transplantation (2012), Oxford.

Millum, Joseph: Consent under pressure: The puzzle of third party coercion, in Ethical Theory and Moral Practice 17 (2014), 113–127.

Narveson, Jan: We don't owe them a Thing! A though-minded but soft-hearted View of Aid to the Faraway Needy, in: The Monist (2003), 419–433.

Nationale Ethikkommission (NEK): Zur Widerspruchslösung im Bereich der Organspende (2012), Bern.

Nationale Ethikkommission (NEK): Organspende. Ethische Erwägungen zu den Modellen der Einwilligung in die Organspende (2019), Bern.

O'Neill, Onora: Between Consenting Adults. In Onora O'Neill, Constructions of Reason. Exploration of Kant's Practical Philosophy, Cambridge (1989), 105–125.

Raz, Joseph: The Morality of Freedom (1986), Oxford.

Richards, Jane Janet: The Ethics of Transplant. Why careless Thought costs Lives (2012), Oxford.

Schaber, Peter: Menschenwürde (2012), Reclam.

Schaber, Peter: The Volenti Maxim, in: The Journal of Ethics 24 (2020), 79–89.

Schaber, Peter: How Threats invalidate Consent (2022), Ms.

Schroth, Ulrich: Die rechtliche Absicherung der autonomen Entscheidung des Lebendspenders, in: U. Schroth et al. Patientenautonomie am Beispiel der Lebendorganspende (2006), Göttingen, 79–118.

Siminoff Laura/Maria Beth Mercer: Public Policy, Public Opinion, and Consent for Organ Donation, in: Cambridge Quarterly of Health Care Ethics (2001), 377–386.

Simmons, John: Moral Principles and Moral Obligations (1979), Princeton UP.

Singer, Peter: Rethinking Life and Death. The Collapse of Our Traditional Ethics (1994), Oxford.

Singer, Peter: Hunger, Wohlstand und Moral, in: Barbara Bleisch/Peter Schaber (Hg.): Weltarmut und Ethik, Paderborn (2007), 37–52.

Spittler, Johann Friedrich (2003): Die Begründungen zum Hirntodes-Konzept, in: Spittler: Gehirn, Tod und Menschenbild, Neuropsychiatrie, Neurophilosophie, Ethik und Metaphysik (2003), Verlag Kohlhammer, 72–119.

Stoecker, Ralf: Der Hirntod. Ein medizinethisches Problem und seine moralphilosophische Transformation (2010), Studienausgabe, Alber.

Swisstransplant online, www.swisstransplant.org.

Thomson, Judith Jarvis: Trespass and First Property, in: Judith Jarvis Thomson, The Realm of Rights, Harvard UP (1990), 205–226.

Veatch Robert M./Lainie Friedman Ross: Transplantation Ethics, Georgetown UP (2015), Second edition.

Volk, Michael/Peter Ubel: The Impracticality of Overriding Family Rejection of Donation, in: Transplantation 86 (11) (2008), 1631–1632.

Waldron, Jeremy: A Right to do Wrong, in: Liberal Rights. Collected Papers 1981–1991 (1991), Cambridge, 63–87.

Walter, Ute: Befugnisse der Angehörigen bei der Organentnahme nach dem Transplantationsgesetz, in: G.Brudermüller/ K. Seelmann (Hg.): Organtransplantation (1990), 181–200.

Weiss Julius/Immer, Franz: Organspende in der Schweiz – explizite oder vermutete Zustimmung?, in: Schweizerische Ärztezeitung, 99(5) (2018), 137–139.

Wilkinson, Timothy Martin: Ethics and the Acquisition of Organs (2011), Oxford.

Printed in the United States
by Baker & Taylor Publisher Services